患者の心を誰がみるのか

がん患者に寄り添いつづけた精神科医・丸田俊彦の言葉

編著
岡山慶子
中村清吾
森さち子

岩崎学術出版社

目次

はじめに　「心」をみる

――あなたと私の違いを受け入れて、「あなたと共にいる」ことの素晴らしさ

岡山　慶子

アヴェイラブル（available）――あなたが望むかたちで、私がそばにいて、問いかけ、話しかけ、関わりたいとあなたが思うのならば、いつでも私はここにいますよ……という情緒的な関わりに用いられることがあります。一言でいえば「あなたと共にいる」という言葉です。二〇一四年七月六日、丸田俊彦先生が逝去されました。その前日、私は慶応大学病院のベッドサイドで、丸田先生と時間を共有しました。

丸田先生は、二〇一三年八月に肺がんの診断を受け、苦しい抗がん剤治療に耐えながら、仕事を続けていました。そのようなつらい時期、丸田先生に心の安らぎを与えてくれていたのは、情緒的にavailableでありつづけてくれる人の存在でした。がん治療最期のステージで、丸田先生は「あなたと共にいる」ことができる人を、とても大切にされていました。

アメリカのメイヨー・クリニックで三十二年もの間、臨床を続け、帰国されてからは、がん患者さんの心をみてきた丸田先生は、最期に「心をみるということは、あなたと共にいる」ということであると示してくださいました。

目に見えない「心」をみるということは、心理学の技法でもなく、学問でもなく、言葉でもなく、実は「あなたと共にいる」という心と心をつなぐ関係のことだったのです。

丸田俊彦先生との出逢い

一九九五年一月の一番寒いとき私は調べたいことがあり、友人二人とメイヨー・クリニックで丸田俊彦先生とお会いしました。丸田先生は、一九七二年にアメリカに渡り、メイヨー・クリニックで精神科医として臨床を始めていましたが、その背景には、こんなことがありました。

なぜ、アメリカに行きたかったのか――分裂病と躁うつ病の患者以外の、心の病を抱えた人たちの心をみたい。その当時、精神科の患者は、分裂病と躁うつ病患者を除くと、〇・五パーセントと言われる時代でした。丸田先生は、医学的な問題を抱えながら、実は身体の問題だけではなく、心の問題を抱えている人たちをみたいと思っていたのです。心の治療に、クスリではなく、「心をみる」ことを大事にしている丸田先生に、私は惹かれました。

私たちは、日本に帰ってきて、丸田先生の大好きな粒あんのアンパンを、傷まないように宅配の特急便でアメリカに送りました。そんなかたちでアンパンを送ることは珍しく、税関で止められたのですが、無事に丸田先生の手元に届けることができました。冷凍して三カ月間、大事に美味しく食したと、後日話してくれました。アンパンが結んでくれた縁なのか――。

その後、丸田先生が帰国されてから、がん患者さんのグループ・カウンセリングをお願いすることになりましたが、その折このように話してくださいました。

「私は、日本では精神科医として何のしがらみもない。学閥もなければ、企業との関係もありません。私だからできること、私にしかできないことをやっていきたい。」

その背景には、西洋医学の最先端をいくメイヨー・クリニックでありながら、家族性や親和性にあふれた雰囲気の中で、臨床医として勤められ、そして日本人としてのメンタリティをも併せもち、なおかつ丸田俊彦先生というお人柄もあったのだと思います。

名誉や私欲もなく、患者さんたち一人ひとりを大事にされる丸田先生の言葉に、私は強くうなづき、共感したのです。

相手との違いを受け入れる――やさしさが生まれ、共存していく

人は一人ひとりそれぞれの考え方や価値観があり、生き方もさまざまです。違いがあるのは、あたりまえのことで、その違いを受け入れることを、丸田先生はとても大事にしていました。私が自編著『やさしさの暴走――社会を変え、人を幸せにする力』（教文館、二〇一三）で、丸田先生にインタビューしたとき、つぎのように話してくださいました。

「お互いが相手との違いを受け入れ、違うなかで互いに敬意をはらっている。プレイフル（楽しく）に話している。このつながりって、やっぱりいいなと思うのです。日本でこういうインタビューをすると、筋書通りというか、やらせというか、プレイフルな感じは生まれないでしょう。」

「お互いがぶつかり合うけれど、共存できるという感じが、日本では生まれてこない。『やさしさ』とは何かということをあえて言うならば、相手と自分の違いを認め、受け入れるところにあると思う。」

また、丸田先生は、「間主観性」と「共感」についても語っています。

「間主観性とは、上に立つ者は、客観的にものをみているという主観があるだけで、結局は主観と主観のぶつかり合いになるという考え方です。医療でいえば、医療者が客観的にみるといっても、それは医療者の一つの主観であり、客観的なものではあり得ないのです。その間主観的な研究では、患者と医療者との間で起こっていることが問題になります。精神医療で、『共感』という言葉を使いますが、相手を理解して、相手の心の中に入るというのは、大変むずかしいのです。しかし、限りなく相手の心に近づくことはできます。」

本当に「わかり合う」ことはできないにしても、近づこうとすることはできる、それが違いを受け入れるということにつながるのではないかと思います。

あなたと私は違う、違っていいんだと受け入れる……、そこにやさしさが生まれて、共存していくことを許し合う。一人ひとり違うけれど、その違いを受け入れ、「あなたと共にいる」ということができるのは、とても素晴らしいことです。

「あなたと共にいる」という関係をつくるために
――「あなたと共にいる」ことができる人になりたい

では、どうすれば「あなたと共にいる」ことができるようになるのでしょうか。

丸田先生と出逢い、一緒にがん患者さんのグループ・カウンセリングを行うようになってから、丸田先生にさまざまなことを語っていただきました。たとえば――。

「答えがほしいと、誰もが正しい答えを求めるけれど、正しい答えなんてありません。あるように思えても、医者でも専門家でも答えはありません。求めるものは一緒に考えを出し合い、共有するところにあります。」

「不安は、対象が見えないもの、実は医療者がどこまでやっても患者は安心が得られません。安心を与えなければならないという、強い使命感が医療者にあったとしても、安心を与える以上に、『不安ですよね』と、不安を共有することができれば、理解が得られるのではないかと思います。」

「相手に寄り添うということは、元気づけようとするよりも、むしろ話を聞いてあげて、本当に苦しいんだろうなと思い、それでいながら自分は何もできないと思うこと。でも、いまここに寄り添い、また、あなたが来週来たときにもここにいて、それからもつながりをずっともっていきます、という姿勢がとても重要です。」

これらのメッセージは、第一章で丸田先生が語った20の言葉として紹介します。第二章は先生自ら、がん患者となって語られたことを、第三章は昭和大学ブレストケアセンターを設立されたときに、チームを担うすべての医療職の人に聞いてほしいと丸田先生に講演を依頼された中村清吾先生の言葉、第四章は丸田先生のグループ・カウンセリングを受けた方々の言葉です。第五章は丸田先生と精神分析の分野で活動を共にされた森さち子先生にご自身の経験も含めてお書きいただいたものです。これらすべては丸田先生が「あなたと共にいる」ことができる人になれるようにと、ひいては、この本のテーマである患者の心を誰がみるかについてを私たちに示してくださっています。

丸田先生にリードしていただいたがん患者さんのグループ・カウンセリングで、ある患者さんは、「丸田先生が揺らして、自分がほどけていく」と表現しました。丸田先生のカウンセリングは話法や技法で行っているのではなく、参加している患者さんたちが揺れて揺れて、心の中にあるほどけないものが開放感を得たように、誰一人として疎外感もなく、ほどけていく感覚だったのです。

しかし、「あなたと共にいる」方法は、人それぞれでよいと思います。一人ひとり、思うことは違うのですから、笑顔であってもよいし、言葉で語ることでもよいし、信仰であってもよいでしょう。

信仰という意味では、私はクリスチャンで、丸田先生もかつて洗礼を受けられたと、逝去される直前に知りました。クリスチャンにとって、神は「あなたと共にいる」ことを裏切らずに信じさせてくれる存在です。もちろんキリスト教だけではなく、どのような信仰でも、同じように感じる存在があることでしょう。

気づかない時にもじっとみていてくれる存在が支えになります。たとえ、家族がいない人でも、失意の中にいる人でも、そのことで救われるでしょう。

人は、一人では生きていくことができません。社会の中で、支え合う人がいるからこそ、つらさにも耐え、喜びや悲しみを分かち合って暮らすことができます。多様性にみちた現代社会の中で、いまこそ「あなたと共にいる」という関係が求められています。

第一章　悩める人といつも共にいること

――丸田俊彦が語った20の言葉

先生とご一緒に講演会、セミナー、対談などをしました。
そのおりおりのメッセージを20の言葉としてまとめました。

1　答えがほしい

物事には正しい答えがあって、「これをすれば大丈夫」とか、あるいは逆に「しようとしていることが、間違えているのではないか」と思うことで、自分の中にもっている芽をつんでしまっていることが多いのではないでしょうか。

みんなで考えれば、よりよい答えは見つかるかもしれません。でも、次の瞬間には、変わってしまいますし、もしひとつの答えを得たとしても、人によってその答えは違っていたり、伝え方によっても、意味は変わってしまいます。物事にはさまざまな要素があるわけですが、何かひとつ答えがあって、それでなければだめだと思いがちなところが日本人にはあります。

また、どう付き合えばよいのか、どうしたらよいのか……「どう」という言葉が入ると、人は答えを求める傾向になります。技術的なことで、具体的に出る答えならばよいのですが、そうとは限りません。心のどこかでは、簡単に出ないことが何となくわかっている……わかっているのだけれども、答えがほしいものです。

私たち医者も、白衣を着てドクターと呼ばれると、他の人とは別の立場に置かれたようになります。

相手が年上の人であっても、何となく自分が権威ある立場にあるような感じがしてしまうものです。その裏返しとして、質問者に対して、それなりに満足する答えを与えなければいけないと私たちは思い込み、「どうしたのでしょう?」「どうしたらよいのでしょう?」と問われると、つい答えを出さなければいけないように思ってしまうのです。

かつて大学で教えていた頃、授業の後で優秀な女子医学生が「なぜしつこく私たちの意見を聞くのでしょうか、正しい答えがあるわけだから、それを教えてくれればそれを覚えるのに」と訴えてきました。それまで私にとって一番重要なことは、自分で考えることだと思っていたので、とてもショックな出来事でした。日本人全体として、そのような雰囲気がありました。

自分で考えることもそうですが、もっとも大切なのは、考えたことを素直に言える雰囲気があることです。教育の現場でも、臨床の現場でも、そういう場の環境づくりが重要です。

専門家はすべてわかっていて、答えをもっているかのように思われていますが、じつのところ答えはありません。でももし答えがあるとすれば、つらいという気持ちを、ずうっと寄り添って共有していくというところ、といってよいでしょう。

東日本大震災で地震が起こり、津波が来て放射能もれの問題が起こったときに、現地の人々は皆不安になる。その不安をやわらげるために専門家が援助に行きます。行けば、受け入れる側も期待してしまうところがあり、プロとして答えなければいけない、と思ってしまいます。しかし外から訪ねて行って「大変でしたね」と言って共感しようとしても、気持ちは伝わりません。与えなければいけないとして与えた答えというのは、わざとらしいところがあり、相手の心にはつながらないのです。むしろ相手が気づかって「せっかく来てくれたんだから感謝しようね」と、どっちが気をつかっているのか、ということになりかねないこともあります。

答えがあるように思えても、プロの間にも答えはありません。専門家だから答えなければならない、問題に対して応答しなければならないと思ってしまうと、逆に問題が起こります。

むしろ答えはないがその苦しみを共有すること、一緒に考えることはできます。そのようなことならできると伝えることの方が大切なのです。

2 「わかった」と心の中で思ったときに努力が止まる

あなたが、答えをみつけられない……と問題を抱えているとき、「その道の専門家がお手伝いします。答えを探しましょう」と言って、治療を受ける、あるいは、良いものの見方を提示されれば、あなたの問題は解決して、乗り越えられたような印象を受けます。ところが、あなたにしてみると、頑張ったけれどもピンと来ないと感じる。すると、答えがないというのは自分が悪いからだと思ってしまう。

誰がやっても大変な苦しみ、乗り越えるのに二年も三年も五年も十年もかかる苦しみなのに、苦しんでいるということが、何か悪いことをしているみたいになってしまうと、それを隠してニコッと笑って、苦しみを慢性化してしまう、ということも起こりうるのです。それはとてもこわいことです。

私も含めてみな、一生懸命勉強し、一生懸命情報を集めれば、答えが出ると思いちがいをしています。私たちが日常的にしてしまっていることですが、とても危険なことです。答えられない、答えが出ないという罪悪感や責任感が、問題を起こす可能性があるように思うのです。目の前にある問題が大きすぎて、それにとらわれてしまう。とらわれるものがものすごく大きい。そのことをまず念頭に置く必要があるのではないでしょうか。

私たちは、答えがないことを受け入れないところがあります。たとえば、医者は自分の知っている範囲で、できるだけの話をしていますが、それ以上の正解をもっているわけではありません。たぶん、これからも答えが出てこないという現実の中で、どうすればよいのでしょうか？　それら全体を考えて、答えがないことを怒っていても進みません。答えを求めようとするあまりに、そのことで時間をむだにしてしまって、他のことに使う時間が失われてしまっていることもあるかもしれません。

答えを出すほうも、受け取るほうもそれぞれに不充分なときに、私たちは「わかった」という言葉を発することがあります。その「わかった」は、もうこれ以上考えない、もうこれ以上進めない、これでおしまいということを意味します。

いくつかの症例を討議したとき、一番重要だと思ったことは、何を話しても答えはない、これがよいということはないということでした。百人いれば百通りの答えがあります。その過程を体験して、そこで一緒に考えることが重要と言ってよいでしょう。

一九七〇年代、アメリカでは、がんの告知が始まっていました。できるだけ早く、本人に知らせることが当然になっていました。ところが、アメリカ以外の国ではそうではなく、日本でも本人に告知しなくてはならないといわれながら、当時はできなかったのです。私は、できなくてもいい、なぜできないかを考えることのほうが、重要と思っていました。

そんなとき、アメリカ医師会雑誌の投書欄に「イタリアからの手紙」という題名の投書がありました。

「アメリカで腫瘍学を勉強して、がんは本人に直接、できるだけ早く告げることが大切と学んで帰国したが、私が住んでいるイタリアの田舎町では、それではうまくいかない。まず、家族に話して、調整して、それから本人に告げる、という段取りになる。そのような文化的要素を考えに入れないと、本当の意味で患者さんのためになる告知ができない。」

私は、この手紙に感動しました。自分たちで考える、自分たちにとっていいものを見つける、ということをやらないと、患者さんを支えるのはむずかしいのです。自分で考えて行動し、失敗して、その失敗するようなことも、まわりが支えることができるような雰囲気がとても重要なのだと思います。

本当にわかってはいけないのです。「わかった」と心の中で思ったときに、努力は止まってしまいます。その努力を止めないことが治療につながるのです。

3　相手の素晴らしさを映し出す湖でありたい

ブラジルの作家パウロ・コエーリョの『THE ALCHEMIST』という本は、アメリカで長くベストセラーになっていました。この作品は日本でも二十年くらい前に、『アルケミスト――夢を旅した少年』というタイトルで翻訳出版されました。(注1) そのプロローグにこんな一節があります。

……砂漠のキャラバン隊と共に旅に出たアルケミストが、隊商の誰かが持ってきた本を繰ると、そこにはナルキッソス（水仙）物語が書かれていた。ナルキッソスとは「自己愛」の語源。ギリシャ神話の物語では、自分に陶酔する美少年ナルキッソスは、いつも湖面に自分を映し「ああ美しい」と言っていたのに、湖面に近づきすぎ、湖に落ちて溺れ死んでしまう、そしてその場所に水仙の花が咲いたという物語。

でもアルケミストの物語ではその先のストーリーがあり、それはこういうものだった。ナルキッソスが死んだので、森の精たちは、湖の精の所にお悔みに行った。湖の精は泣いていた。「どうして泣いているの？」森の精たちは尋ねた。「私はナルキッソスのことで泣いているの」と湖の精は答えた。「あぁ、わかるわ、私たちはいつも森の中で、彼を追いかけ回してふられっぱなしだったけれど、あなただけは、近くで彼の美男子ぶりを、じっと見つめることができたのですものね。」

「あら、ナルキッソスってそんなにきれいだったの？」

「何言ってるの、あなたが一番よく知ってるでしょ、だって彼がひざまずいて、じっと自分の姿に見入っていたのはあなた（湖）のほとりだったのよ。」

湖はしばらく黙った。そして最後にこう言った。

「ナルキッソスの目に映る私（湖）が、すごくきれいだったことは知っているけれども、ナルキッソスがきれいだということは知らなかった。」（山川紘矢・亜紀子訳、地湧社、一九九四より）

大変意味深い言葉です。ナルキッソスとは自己中心で自分がきれいと思っている人。それを映し出している湖との関係ですが、たとえば湖をお母さん、ナルキッソスを子ども、あるいは湖をみなさん、ナルキッソスを自己中心で要求ばかり多い人と考えてみましょう。アルケミストの物語のその先のストーリーの中心となっているのは、湖が自分の美しさ、自分がいかに素晴らしいかにとらわれて、相手を映し出す鏡としては機能していなかったことです。

つまり、お母さん、みなさん（湖）は、こどもや要求の多い人（ナルキッソス）に対応する自分の素晴らしさにとらわれていて、相手のことを見る人としては機能していないのです。

たぶん私たちは、相手のために何とか答えを出して、解決してあげようと思っているというよりは、相手の不安を解決してあげられるような、素晴らしい自分でありたい、あなたの目に映る私が、どんなに素晴らしいかということにとらわれているだけなのです。それは、特別なことではなく、私たちがごく日常的に行ってしまっていることで、つい自分のことゆえに夢中になってしまうものなのです。

相手のためと言いながらも、実は自分のためであるということは、割合と多いことです。自分のしていることが、相手にとってどんな意味をもつのか、を考えることが大切です。自分のことにとらわれ、自分の素晴らしさを映し出すだけではなく、相手の素晴らしさを映し出す湖であることを心がけたいものです。

（注1）パウロ・コエーリョ著、山川紘矢／山川亜希子訳『アルケミスト――夢を旅した少年』角川書店、一九九七

4　不安を共有できる関係

定義によると、不安というのは、対象が見えないときに抱くものです。恐怖とは具体的に恐ろしいもの、たとえば「がん」、「高所恐怖」など具体的に見えるものをさして使いますが、原因が見えないものに対する恐怖を不安といいます。

　私のメイヨー・クリニックにおける仕事の三分の一は、見えない不安にどう対処するかということでした。三十二年間の精神科医としての仕事の三分の一を占めていたと言っても過言ではないでしょう。世界的に有名なクリニックで仕事をして、私もプロということになり、いとも簡単に答えが出そうですが、そう簡単に対処できないのです。

　ちなみに「不安」と「抑うつ」と、私の専門分野である「慢性の痛み」の三つのことがわかっていると、アメリカのメイヨー・クリニックのような大きな病院の内科、外科に来る患者さんを中心に診ている精神科医は、そのほとんどの患者さんに対処できるのです。

　しかし、実のところ、どこまでやっても患者さんの安心は得られません。安心を与えなければならないという強い使命感があったとしても、そのために、どこまでやらなければならないのかわからないのです。実は、安心を与える以上に、「不安ですよね」という、安心を共有する過程で、患者さんと不安を共有することができれば、その安心を得られるのではないかと思います。

　患者さんと看護師さん、医者の関係を例にしていうと、不安になっていること、悩んでいることを共有して、話をして分かち合う。悩んでいるのは自分だけではないし、罪悪感にとらわれているのが自分だけではないということをわかっただけでも、かなり違います。自分だけでは絶対対処できないような、大きな問題であるかのように見えていたものは、それを共有することで、その重み、比重、深刻さがまったく変わってきます。

　冷静さを保ち、いかに相手のことを思うかが大切です。それは、家族や職場の中でも、自分だけが一人になってしまわないで、他の人と問題を共有したり、わかり合う際にも大事なことです。それは問題の核心的な解決を含める中心的な部分を占めています。

　私は、精神分析の専門書『解釈を越えて』(注2)という本を翻訳しましたが、その本の核心的な部分は、精神療法にしても、カウンセリングにしても、家族の関係にしても、そこで一番意味をなすことは、そこでの関係性の質なのだということです。どのように相手が話を聞いてもらえたと思うか、受け入れてもらえると思えたか、「そんなに質問をしないで」と、相手に思わせてしまってはいないだろうか、が重要なのです。

　あなたも苦しいし、私にも答えはないけれども、これから先もいろいろと、どうすればよいか話し合っていける関係性をつくっていく。誰も答えをもってないし、不安はすぐに解決しないけれど、私もそう思い、あなたもそう思うという共有できる部分で、一緒に乗り越え、また立ち向かっていけるのです。

若い乳がんの患者さんの例です。乳がんは治療すればそれなりの成果が得られますが、それに付随して起こってくること、たとえば小さい子どもがいる、育児の手助けが必要、夫の気持ちはどうなんだろう……など、いろいろ問題を抱えるような状況になります。治療を無我夢中で行って、ひと段落したときに、乳がんを発症したという現実と、それにともなって生じた自分と子ども、自分と夫の心との繋がりを考えて悩むこともあります。そのときになって心療内科や精神科を受診しようとする選択肢が、その人の中に起きてきます。

心の専門家の介入や関わりが役に立つ可能性もありますが、私がその患者さんの気持ちに寄り添うとしたら、精神科医や心療内科医に任せてしまうよりも前に、がん治療のチームの中で対応、あるいは引き受けてもらえれば、乳がんにともなって起こるさまざまな心の中の繋がりをわかってもらえることに安心し、それから先も起こる不安に対しても、より効果があるだろうと思います。

（注2）ボストン変化プロセス研究会著、丸田俊彦訳『解釈を越えて——サイコセラピーにおける治療的変化プロセス』岩崎学術出版社、二〇一一

5　For whom──それって誰のため？

For whom（誰のために？）……子どものため、家族のためと思いやっていることが、じつは自分の中の不安を消すための行動であることが多いものです。物事がうまく進んでいるときはよいのですが、自分が不安になると、つい子どもや家族のやっていることに手を出したり、自分が何かやってしまう。

誰のためにそれをやっているのかと考えるとき、自分がやった感じをもつためにやっているということが見えてくることがあります。お母さんは自分が不安になったとき、本当に子どもが必要としているからやるというよりも、何かしていないと自分が不安、何かしていれば不安が治まるという感じでやってしまうものです。

つい手を出してしまいたくなったときに、「誰のためなのか」という問いかけは、役に立つかもしれません。本当に子どものためなの？　自分のため、自分の中の不安を消すためで、私はこれだけやったのだからという、状況的な言い訳を作るためだったりすることがあるのです。

医者の例で言うと、薬の種類を増やしたり、薬の量を増やしたりして、誰のためにやっているというよりは、治療しているという、満足感をもつためにやっていることがあります。医師だけではなく医療者全般にもあてはまります。同じように、母親をやっているという満足感が、子どもの芽をつんでしまうことがあるのです。「お母さんがやりたいんだ、じゃあ、やらしてあげよう」と子どもの方が譲って、それで子どもはできなくなってしまうかもしれません。

子どもはいつまでも子どもでいなくてはいけない、という責任感をもってしまうこともあり得ます。親を喜ばすために、その反動として、精神障害や摂食障害を起こしてしまうことさえもあります。

子どもが病気になり、その病気について語るときだけ、お父さんとお母さんは会話をする、そういう夫婦の関係は、子どもに影響を与えます。夫婦が仲良くすることは、長期的にみて、いい子どもに育てるために重要なことです。夫婦関係がだめだから、代わりに子どものめんどうを見るということではなく、夫婦が仲良くやっていて、そこに子どもが一緒にいるということになれば、変わってくるでしょう。

親と子の関係では、こうすればいい、ああすればよい、とつい子どもに言ってしまうのは簡単ですが、なにもしないで見ていられるということは、とてもむずかしいことです。つい手を出してしまうのは、お母さんに限らず、医者でもそうなのです。

何もしないで見ていられるということは重要なことであり、手を出そうとするときに、「誰のために手を出しているの？　本当にその人のためなの？」と考えて、留まることが一番大切。でも、ついやってしまったとき、そこのところで「私はやってしまうからだめなのね」というのではなく、間違いは何度もしてしまうのだけれども、それでもその度に考えようとすれば、大丈夫なのです。

6　わからないから、もっと聞かせて

患者さんは医療者と向き合うとき、さまざまな思いや悩みをもっています。口に出して表現していることは、それと同時に、ほかの問題を隠していることがあります。むしろ、いつもほかの問題を抱えている可能性があることを、どこかで念頭においている方がよいでしょう。

いまの時代は、家族関係や親の介護などにとらわれることで、自分の問題を、一時的に脇においている人が多いのです。それを知るためには、質の高い関係性が求められます。質が高い関係性とは、その関係の先の展開として、関係がさらに深まる場合を言います。その先に会話が生まれて共同作業ができる、そのあと話題が生まれて展開していく、というのが関係性の質の高さです。良い関係になると、互いの話がドンドンとふくらんでいくものです。その中に解決すべき、あるいはわかってほしいことが含まれています。

患者さんの発する言葉に「わかった」というほうが危険で、むしろ「わからないからもっと聞かせて」という関係を続けて、その先に話題が展開していくことが重要なのです。

「相手に寄り添う」ということは、わかったと元気づけてしまうことではなく、むしろ相手に話をもっと聞かせてとお願いすることです。本当に苦しいんだろうな、でも自分は何もできないかもしれないと思いめぐらせてみる。何もできないかもしれないが、いまここに寄り添って、あなたが来週来たときにもここにいて、何かあれば聞くこともできる。これからも常に、そしていつまでも繋がりをずっともっていきますよ、そういう姿勢がとても重要なのです。そこに質の高い関係性が生まれてきます。

7　疾患中心から患者中心へ、そして、医療者と患者の関係性中心へ

　私が一九八九年に出版した『痛みの心理学』(注3)の副題は、「疾患中心から患者中心へ」でした。その頃、医療はキュア（治癒）が目的で、その中心にあるのはディジーズ（疾患）でした。それに対してイルネス（病気）は、患者さんが体験しているもので、病気を治すことよりも、むしろケアに焦点が移り、中心になるのは病気そのものよりは、それを巡って患者さんが体験していることであるということを中心に書きました。

　この本を書いたとき、私はアメリカのメイヨー・クリニックで、慢性の痛みをもつ患者さんの治療をしていました。当時は、腰痛の患者さんが多かったのですが、実は慢性の痛みは完全に取ることはできないのです。そこで、痛いということを巡って、その人が思いのままにやっている行動に関して対処をしていました。たとえば、薬を飲み過ぎる、仕事を休む、運動をしない、痛みを訴えるなどに対しては、対処ができます。

　つまり、慢性の痛みに対して、医療がすべきことは痛みを取ることではなくて、痛みに付随して起

こってくる、いろいろな行動を取り除くことで、その人が「痛みはあるけれどもちゃんと生きている」、「痛みはあるけれども日常生活ができる」、「痛みはあるけれども人生を楽しめる」となることが大事なのです。

当時、日本でも慢性の痛みの学会がいくつか誕生し、私はその中のひとつの学会、「第21回慢性疼痛学会（一九九二年二月七日開催）」で、講演をしました。日本では、まだ疾患中心で、患者中心という言葉は、語られていませんでした。そのとき、良性の慢性疼痛だけでなく、生活習慣病についても、病気とどう付き合っていくかを、医師と患者と一緒になって、探していくことの話をしました。

そして、「第42回慢性疼痛学会（二〇一二年二月一八日～一九日）」では、「慢性疼痛はどこまで理解できたか——全人的視点から」というテーマで講演をしました。

このときの聴衆の反応は、明らかに臨床の実感として、その重要性を体験しているところがありました。疾患中心から患者中心に、さらにその先まで進み、治療者が患者さんに慢性の痛みを誘発しているかもしれないということが、学会で堂々と述べられるようになったのです。ここまで来ると、医療は患者中心に、というだけではなくて、関係性中心へと、関係が重要なのだということに移行していると確信しました。

まさに、いまもそれと同じことが起こっています。医療者と患者さんの関わり合い方、関係性という問題は、どのような場面でも起こっています。こちらがどのように接すると患者さんの心は変わるのか。医者がレッテルを張ってしまうと、患者さんはそういう思いになってしまう。

このようなアプローチをするから、患者さんもそうなっても仕方がないのではないか……。実際に、医者に不安があると、患者さんも反応して不安になってしまうものです。

このように、医者の役割が取り上げられ、話題になる時代となり、理解も進み始めています。疾患中心から、患者中心へ、そしてさらに関係性中心へと、医療者と患者さんとの繋がりということを考えられることはとても重要です。

（注3）丸田俊彦著『痛みの心理学――疾患中心から患者中心へ』中公新書、一九八九

8　関係性をめぐる暗黙の知

「意識にのぼってこない」ということを意味する言葉として、「暗黙の知」という言葉があります。その「暗黙の知」は、私たちが、他の人との関わり合い方のかなりの部分をコントロールしている、重要なテーマです。

実際に、どのようなことなのか、乳幼児研究者が報告したわかりやすい例を紹介しましょう。

一九六〇～七〇年代のアメリカで、十八カ月の男の子とお母さんの二人の関わり合い方を撮影した記録があります。

お母さんは、タバコをふかしながら三人掛けの長椅子に座っています。十八カ月になる男の子は、哺乳瓶でミルクを飲みながら、ソファの上でジャンプをしています。男の子はミルクを飲み終わり、お母さんの膝をめがけて飛びつこうとしますが、お母さんは息子の顔を見ることもなく、タバコを吸いつづけながら「ソファの上でジャンプするなと言ったでしょう」と言います。その数分後、男の子はソファから床に降りてママに近づき、ママの膝小僧に手を触れようとしますが、手をひっこめてしまいました。

とても印象的な映像でした。この映像の重要な部分は、子どもが十八カ月ということです。十八カ月の子どもは、まだ言葉を発達させていません。でも、いろいろな経験を通して他の人とどうやって関わっていいのか、言葉にはならないレベルでいろいろ行動を規定しています。この年代の子が学んだことは、将来親密な関係、すなわち恋人同士や、子どもが出来たときの子どもとの関わり合い方に、大きく影響を与えるということが推察されます。

ただ、この男の子は、なぜそういう関係を取るかということについて言葉にできないし、実際に意識にものぼらない、そういう意味で「暗黙の知」なのです。しかし、それがいろいろな意味で、他の人との関わり合い方を規定してしまうのです。このような暗黙の知は、この例のような、言葉がない子どもたちだけにあるわけではありません。

あらゆる関わり合い方、他の人とどのように関わるかということに、「関係性をめぐる暗黙の知」は、言葉や知識である部分を越えて存在しています。

一九七〇年代、私が渡米して、まだ英語が堪能ではなかった頃のことです。イタリア人は同じカタコトでも、英語がわからないままでもペラペラと話します。アメリカ人もペラペラと話します。他人の意見を、あたかも自分の意見のように話しますが、自分らしさを醸し出します。自分の意見を言うことに恥じらいがなく、はっきり意見を言うことがよいことと思っているのです。

一方、私は日本人なので恥じらいが残り、「沈黙は金」と言われて育っていました。頭ではわかっていても、捨てきれないしっかりとした強い束縛があり、それが行動を縛っていました。

「男性はこう、女性はこう」、「夫はこう、妻はこう」と私たちの生活の中には、あらゆるところに暗黙の約束があります。暗黙に押しつけられると、暗黙に押し返せないのです。そのことによって、さまざまな問題が起こってしまいます。この「暗黙の縛られ」は、とても大きな問題です。なぜ、この人は他の人と絆を築くにあたって、このような行動を取るのか？　あるいは絆を壊してしまうのか？　ということに影響してくるのです。

社会が与える「関係性をめぐる暗黙の知」(注4)——どうやって社会の中で生きて行くのがよいのか、それともよくないのかという、思ってもいない思い込み。外から押しつけられたものを、どこまではねのけたらいいのか、どうすれば自分らしくなるのかというせめぎ合い。そういったものがこの「暗黙の縛られ」の大きな要素になっています。

医療の現場においても例外ではありません。この「縛られ」から逃れられるのは、仲間同士で話し合い、徐々に「関係性をめぐる暗黙の知」を明確にして、自分の中で十分に理解していくことが大切です。しかも、全体像はなかなかつかめません。それゆえ、常に暗黙の知が働いているということを念頭に置いておくことが大事なのです。

(注4)「関係性をめぐる暗黙の知」…言葉にされたり意識に上ったりすることはない、関係性の持ち方に関する知識。(ボストン変化プロセス研究会著『解釈を越えて——サイコセラピーにおける治療的変化プロセス』岩崎学術出版社、二〇一一)

9　何を話しても大丈夫という安心感

現代は、マニュアルの時代ともいわれ、さまざまな分野でマニュアルが求められています。でも、マニュアルでは対応できないことは、たくさんあります。

私は、マニュアルで行動してほしくないと思っています。たとえば、東日本大震災での被災地の子どもたち、災害の様子をテレビで見た子どもたちの精神的な外傷にどのように対応したらよいのか、ということにマニュアルに正しい答えがあるかのように思うことはこわいことです。

正しい答えはありません。「お母さんも不安だけれども、一緒に乗り越えていこうね」などと、不安だという気持ちを、お母さんが素直に出すことのほうがむしろよいのです。子どもにとって正しい答えや解答がないこと、わからないこともありますが、お互いに話しながらやっていく、一緒にいるという、その環境をもてることが大切です。不安は不安、でも不安を共有していくという作業がとても大事なのです。

「あなたが不安なのはふつう」「そういうふうに思うのは当然だよね」と受け入れること、そして、一番大切なことは、不安だということを話しても大丈夫、相手に話せるという状況をつくることです。

あなたが恐ろしいと思うことは、変なことではなくて、人間としてあたりまえであると伝えること。避けられないものだから、一緒に対処していきましょうと不安を共有すること。素直な気持ちを伝えること。人間的な苦悩としてこのような気持ちを共有できたときに、お互いに安心感が生まれます。

大きなストレスを感じると、必ずしもそのままの影響が出てくるわけではなく、違ったものへのとらわれとして、出てくることがあります。不安が直接的ではなく、違ったかたちで、姿を変えて出てくることもあります。被害妄想的に、悪いことが起こるのではないかという感じがしてしまい、その影響というかたちで出てきて、何もかもうまくいかないという、パニックになる例もみられます。それでも、何を話しても大丈夫という安心感があると、救われるのです。

10 「ちから」は内にあるもの

人は、自分が大変なストレスを受けているということをわかってくれて、支えてくれる人がいると、耐えられます。裏返して言えば、何が外傷になるかということは、ストレスで決まるのではなくて、ストレスを受けたときにどんな状況にあって、どんな環境にあるか、どれだけ支えがあるかということで決まります。

ものすごいストレスを受けているけれど、家族や友人で、同じ体験をした人たちがそばにいて、彼らも同じ苦しみを受けて、いま沈んでいること、悲しいこと、つらいことがごくごくあたりまえのことで、そうした思いを共有できるとわかって、なんとかやっていくことができると思える、その存在はとても大きいのです。

ところが、震災などで、外部から「心のケアチーム」と称して、「大変な目にあいましたね、どうでしたか、いかがでしたか」と来るかたちは、むしろ、二次災害を起こすくらいに外傷的なことです。彼らは共有できるものがないのに、侵入してくるところがあります。取材という名目で、あるいは、心のケアチームということで入ってきて、「私たちがケアします」と言われても、「あなたは、いまここにいても、いずれいなくなるのでしょう」と言いたくなります。そのことが逆に外傷になる可能性もあるのです。

外傷に関して、私は、次の二つのことを思っています。

1　外傷は、必ずしも、心的に与えられたストレスの量で決まるのではなくて、それがどんな状況で起こったものであっても、それが起こった後に、どんな受け入れがあるかによって決まる。

2　子どもの心がわかる心理学者にみてもらうよりも、お母さんがそばにいて大変だったよね、でもこれから二人でやっていくんだよというように、支え合う家族がいる、コミュニティがあるというほうが力としては強いのです。

コミュニティの中にいる人たちがうまく機能できるように、内部的なところを大事にすることこそが肝要なのです。「ちから」は内にあって、外から補給するものではありません。外傷について私が強く感じていることです。

11　愛することの方が本当はこわい

人を理解するときに、ひとつの見方として、一方で「愛、つながり、依存」（ポジティブな面）を考え、もう一方で「攻撃性、破壊」（ネガティブな面）を考えます。精神療法の世界では、人は自分の中の攻撃性、破壊性には、なかなか気づけないものといわれています。その攻撃性や破壊性を理解することが治療法のひとつでもあり、それを認めることができたときが、治療が進んだときだという言い方をします。

ひとつの例を紹介しましょう。子どもの心理臨床シリーズの絵本に『ハティは、親切だいきらい』(注5)というのがあります。ハティは、島に住む乱暴で意地悪な女の子でした。いつも人に悪態をついているうちに、独りぼっちとなってしまいます。すると、さざ波が慰めてくれて、貝やカニと友だちとなり、ハティは内省して、やさしさを取り戻すという物語です。ハティは、自身の攻撃性に気づくことによって、心が少しずつあたたかく穏やかになってゆき、やさしさの世界を知るようになっていくのです。このように、自分の中の攻撃性や破壊性に気づくことが大事なのです

ただ、実は、私たちがもっと恐れていることは、攻撃性や破壊性ではなく、愛することであり、愛

を求めるようなものが自分の中にあることです。自分がどのように相手に近づいていけばよいのか。もし、相手がこちらを受け入れてくれない、あるいは受け入れたふりをしながら、後から拒否されてしまったら……そういうところに恐れを感じているのです。つまり、こちら側にニード（愛を求めるもの）があることほど恐ろしいことはないのです。

心理療法のケースについて話し合っているとき、「この患者さんの問題は攻撃性ですね」とコメントをする人がいますが、実は、その人が一番抱えている大きな問題は、「誰かに頼りたい、誰かとつながりをもちたい、橋を掛けたい。けれども、橋を掛けたつもりで安心したときに、後ろから刺されるかもしれない、その橋を壊されるかもしれないという恐怖」であるといってもよいでしょう。愛することの方が本当はこわい。今、結婚しない若者が多いといわれますが、そういうことも反映しているのかもしれません。

破壊性というよりも、自分が誰かを欲し、この人と一緒にいたいと思ったときにそうではなくなってしまう、それがこわいから近づいていかない。感動しない、声をかけないということもあります。愛することを求めることのこわさを、いまの時代は抱えているようです。愛が受け入れられないときに、自分が傷つくのではないかという不安。愛してほしいし、つながりたい。けれども、そういう欲求をもっているということに気がついてしまい、それに基づいて行動したら傷つくことになるかもしれない、という恐怖心があります。

誰にでも出発点においては愛されたい、受け入れてほしいという思いがあります。でも、それをストレートに出すことが叶わないために、ハティちゃんになる。そういうふうに考えると、患者さんに接するとしても、いろいろなアプローチの仕方が出てきます。「破壊的、攻撃的な行動の陰にあるものは何？」「本当は愛されたいのかもしれない」と考えると、もっと違うアプローチの方法があるように思うのです。

（注5）M・サンダーランド著、N・アームストロング絵、森さち子訳『ハティは、親切だいきらい』誠信書房、二〇一一

12 お互いの主観がぶつかりあう――間主観性

私たちは、親になったり先生になったり医者になったりすると、相手よりも客観的な事実が見えていて、相手は主観しかもっていない、こちらは客観的な事実に基づいてものを言っていると思いがちになります。ところが、上に立っていると思った人には、自分は客観的にものを見ているという主観があるだけで、結局は、お互い主観のぶつかりなのです。どんな状況でもそうであり、そのことを「間主観性」(注6)といいます。

精神療法の話になりますが、フロイトに代表される多くの精神分析家の姿勢は、あくまでも患者さんを対象物として、客観的に見ることを重視します。そこには、どこか患者さんよりも一段高い位置に自分がいるという意識が見え隠れします。それに対して、間主観性の考えでは、患者さんを客観視することなど不可能であり、誰かを理解するということは、自分が相手に理解されることであり、それはある種の恐怖を生み出すとみなします。客観的な治療、中立的な立場の限界を語っていることになるのです。

つまり、客観的なものはあり得ないのです。治療者が客観的にみるといっても、それは治療者のひとつの主観にすぎません。精神療法に必要だといわれる共感とは、相手を理解して、相手の心の中に入ることのようにいわれますが、残念ながらそれはできません。ただ、限りなく相手に近づこうとすること、近づこうと努力することが共感なのです。この共感は、間主観性と密接に結びついています。

本当に相手のことをわかることは、大変むずかしいことです。「わかった」と思った瞬間に、もう違うことになってしまう。わかった、理解したと思うことは、こちらの勝手な主観といってもよいでしょう。

この間主観性という考え方は、主流ではありませんが、私の考え方にしっくりしています。もともとはアメリカの考え方であり、日本人は間主観性のようであっても、距離を置きながらの間主観性が特徴かと思っていますが、いずれにしろ、患者さんと治療者の間で起こっていることこそが大事なことです。

（注6）「間主観性」…人間関係の中で生じる「すべての現象は主観と主観の間で起こってくる」という視点を重視する。現代精神分析において、「治療者は『客観的』知識を所有している」という大前提へのアンティテーゼを意味する。（丸田俊彦「アクセプタンスと間主観性」『精神療法』第三九巻第六号、二〇一三）

13 「これが自分」と受け入れたとき、心地よくなれる

どうすれば心地よいと感じるようになるのか……それは、本人が気持ちがよいと思うことによって快適になれるのです。「心地よくならなければならない」「心地よくなるためには、何か正しい方法があるか」と思わないことです。そんな方法はないといってもよいでしょう。

私たちは病気になると、つい正しい対処の仕方があると考えますが、実は一人ひとりまったく異なります。むしろ「自分にはこれしかできないし、これが自分だ」と思って、それを受け入れたときに、心地よくなれるのかな、とも思います。

それは、自分が生きて悩んで見つけなければならないものであって、もし「どうあるべきか、どうすればいいのか?」という問いに対して教科書的に答えがあると言う人がいたとしたら、その人は私に言わせたら、う・そ・つ・き　です。誰にでも当てはまるものなんてありません。

わたしのように、本を書いても売れない。世間受けはしないけれども、でもやっぱり、生きている。生きていること、人生なんていうのは、もっとどろどろして、べたべたしていて、醜いものだと思うのです。そして、「答えがないのですか?」と問い詰められると、プロとしてカッコよく、これこれ

でパンパカパーンとか、「アメリカで三十二年間……答えはこう」と言いたくなります。しかし、答えがないことを受け入れることは重要です。もし人生の中でそれができるとしたら、たとえば、がんという診断がついて、それまであまり自分の人生を振り返ることなくやってきた人が、少なくともひとつのチャンスとして、自分の人生を振り返るとしたらすごくいいチャンスじゃないかと思うのです。

それまで大丈夫と思ってやってきたのに、これからはそれがない。それでも自分で見つけようと、最後の最後まで、自分でやっていかなければならないわけです。答えはないのだけれども、一生懸命答えを求めて頑張ることには意味があります。

しかもそれはこの段階にいくと達成されるというのではなく、心地よくなったと思ったら壊れ、また徐々に達成し、達成したら、また壊れるものです。しかし、その次に達成したら、前よりは少しいいかなと感じるといったように、「徐々に、徐々に」というものだと思います。

他の人が何を言っている、何にどう書かれているなんていうことは、全部忘れて、自分がよいと思うことを行うことが気持ちがよい状態と言えると思います。

14 どこへ行くかわからないけれど、気球の旅をともに

私と森さち子さんとの共著『間主観性の軌跡――治療プロセス理論と症例のアーティキュレーション』（岩崎学術出版社、二〇〇六年）の表紙は気球の絵で、二人（治療者と患者）が気球に乗っています。

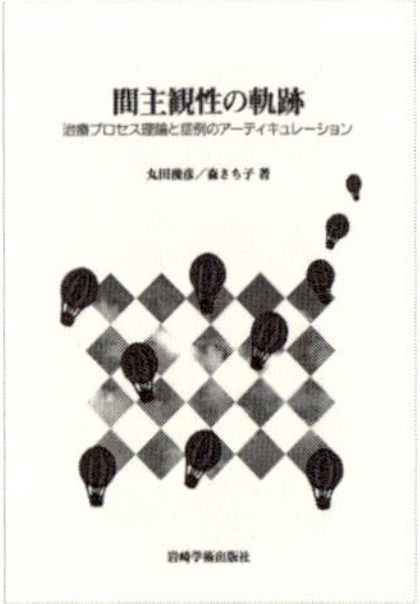

この絵のエッセンス（本質的なところ）は、二人が常に一緒に気球に乗っていて、どこに向かって行くのかは、決められないということです。この決められないというのが大切な点なのです。私たちは右か左かを決めてはっきりさせたいものです。レールがないというといい加減で、行き当たりばったりになってしまうのかと不安になりますが、そうでもないという、そのあたりの区分けがむずかしいのです。

私の娘は幼い頃に、フィギュアスケートを習っていました。フィギュアスケートは8の字を描いて左足ですべりながら、右足を前にもって来て、どこへ置くかで方向を決めるので、右足の動きが鍵となりま

す。

あるとき、娘はコーチに「右か左かどちらか決めて！」と癇しゃくを起こしました。一番重要なのは、右でも左でも、ちょうどよいところに右足を持って来ることなのですが、「右」か「左」かを決めてほしいと思ってしまったのです。

気球が向かう先は、ゴールがないといっても、長期的なゴールはあります。全然ゴールがなくてもだめで、バランスを常にとりながらという感覚が重要です。具体的な、マニュアル的な答えがほしいと思う人が多いのですが、答えはマニュアルの中にはありません。マニュアル通りにすることが助けになるならばよいのですが、それであたかもやったという気持ちになってしまうことはとても危険です。そうなってしまうならば、むしろマニュアルがないほうがいいのです。マニュアルはほしいけれども、その中に答えはないということを理解しておくことです。

それが気球の旅です。バランスをとりながら二人で長期的なゴールに向かう、それが気球の旅です。そうはいっても、私は気球に乗ったことがありません。乗ったことがないどころか、空を飛ぶ気球は何度か見たことはあっても、触ったことも、近くで見たこともありません。それは、ほとんどの人も同じでしょう。それなのに、「気球の旅」には「飛行機の旅」、「船の旅」、「鉄道の旅」、「車の旅」などとは一線を画した、何か特有なものであることが共有されています。

それは何でしょうか……。また、それを誰かと一緒にすることの意味は何でしょうか。

その旅をしているつもりで、途上で起こるできごとを楽しみながら、ゆるやかなゴールに向かってみたいものです。

目的地はおろか、方向すらもあらかじめ予測することはできないという意味において、精神療法も、スーパービジョンも、気球の旅です。

15 I have a cancer と I am a cancer

二十年程前は、I have a cancer と I am a cancer の違いが、日本人ががんを受け入れにくくしているのではないかと考えられていました。日本人は I am a cancer「私はがんだ」という感覚で受け止めるので、がんを告知できない、という説でしたが、いまは違います。

むしろ逆に文化、医療のシステムとして、がんを告げるか告げないかが決まっていなかったことによって、日本人は I am a cancer と考えていると解釈されたのかもしれません。

I have a cancer と I am a cancer の両面があって、どちらがアメリカ人、どちらが日本人というわけではないのではないかと、私は最近、考えています。I have a cancer と I am a cancer、どちらの感覚も、一人の人間の中にあります。

自分が、がん患者になって特にそう思うようになりましたが、私自身も I have a cancer と思うこともあるし、I am a cancer と思って、それだったらもう死んだ方がよいと思うこともあります。バイリンガルだからというわけではなく、have も am も両方の要素を併せもっているのです。言語によって規定されたものではないのです。

患者となって思うことは、この二つの違いを越えて、次のような向き合い方が大切だと思っています。

予防・治療中・予後と、さまざまなステージがあり、治療法も手術ばかりではなく、薬物治療や放射線治療は、日常生活を送りながら行われることが多く、数年にわたって継続されることもあります。治療のために、しばらくの間、仕事や活動を休むことになるかもしれません。あせりや不安が生じるのは当然ですが、いまの自分にできることを見つけて、がんと付き合うことです。どのようなときでも、がんにおかされているのではなく、がんを慢性疾患のひとつととらえ、症状をコントロールしながら暮らすことが大切です。

16 動じることなく、つま先をくすぐりつづける さざ波のような存在

前述（四五頁）のハティはさみしい女の子、自分を守るために固いもの、とがったものなどの強いものが好きな女の子です。周りに心配してくれる人が誰もいなくなったことがきっかけで、自分のカラに閉じこもります。厳しい世の中であたたかい気持ちでいるのはむずかしい。人は人を求めるけれど、人は人に疲れるという面もあります。自ら橋をつくって、他者に歩み寄る力がついて、ハティ自身があたたかくて心地よい世界に気づく、そのきっかけが大切です。ハティが気づくために、私たちはどう関われるのでしょうか？

いい顔をしてハティに寄って来る人たちが、お人形さんや、やわらかい毛布とか枕を持って来る……私たちはそういうものを持って行きがちで、そういうものに対して、彼女自身はそれが本当に自分が欲しいものではないと気づいているのではないでしょうか。彼女が欲しいものは人形でもないし、毛布でもない。固いもの、醜いもの、憎むことが好きな彼女の心には響いて来ないのです。

ハティはゆっくりとつま先に打ち寄せるさざ波の存在で、心が開かれていきます。さざ波をやるの

は大変。長い時間かかってくすぐる中で、ハティが変わらないのをじっと我慢しながら、こちらが変えなければいけないと思って、変える責任があり、変えられると思ってやっていることはとても大変なこと。幸いなことに、そこまでの責任というのはないし、責任がなくてありがたいのだけれども、残念なことに力もない。でも私たちにできることはさざ波のようにやっていて、弱く持続的に続けて、ハティの気持ちをほぐしてあげて、それによって結果的にハティが変わることができるというのがよいのです。

さざ波のように弱く、でも持続的に続いているというのが重要な部分でしょう。むずかしいし、大変ではありますけれど、一回～二回蹴飛ばされても動じることなく、ずーっとつま先をくすぐりつづけている、さざ波のような存在というのは、医療者や教育者などプロフェッショナルならできるかもしれません。

17　理解してほしいだけ

私は、いろいろとあたかもわかっているかのようにお話をしましたが、最後に私がいかにわかっていないかということを、話をしたいと思います。

私の最大の教訓は、死んだ家内の言葉ですが、離婚して二度目の家内を日本からさらうようにしてアメリカへ連れて行きました。彼女は日本で医学部に学士入学をした後、やっと医者になり、日本で医者をやろうと思ったときに、アメリカへ連れて行かれ、彼女としては、アメリカのロチェスターという小さな町、あまり好きではない町で生活して、いろいろ不満を述べました。

それに対して、私はすぐに解決策を考えて彼女に伝えたのです。「こうしたらいいんじゃない?」、「ああしたらいいんじゃない?」、「こうしてあげるよ」と。私としては何もしてあげられないという、ある種の無力感を感じていたので、何とか答えを出して彼女を説得して、「こうしたらいいんじゃない?」と解決したかったのです。

そんなことを一生懸命やっている、そんな中で、ある日彼女が私に言いました。「そうじゃないのよね、私が求めているのは、私がここにいて、つらい思いをしていること、それをただ理解してほしいだけなのよ」。それを聞いたときに、とてもショッキングでした。私としたら答えを出すことに一生懸命で、ああして、こうしてと言いつづけていたのです。

どこかに、こちらがこれだけやっているのだから、わかっているはずと思い込んでいたのです。それは、こちら中心の捉え方でしょう。冷静なときにはわかっていても、家族や夫婦のあいだではわからなくなるのかもしれません。答えを出すことに一生懸命になるが、相談相手は理解してほしいだけで、答えが欲しいわけではないのです。

理解してあげるだけで、相手は満足するケースもある、と私の経験を通して思います。人と関わり合う中で、何か困っているということを聞いたときに、もしかしたら答えを出すのではなく、本当の意味で「大変だね」と言って、本当に大変さがわかる、相手にわかってもらえた、というような感じをもてるような言い方でわかるということは結構むずかしいことですが、大切なことだと思います。

18 永久に患者さんが先生

患者さんは、医療者のことを思って言わないことがたくさんあります。たとえ一〇〇時間一緒に過ごしたとしても、患者さんについてわかることはほとんどないとも言えるでしょう。臨床の場面で、患者さんの心の中で起こっていることは流動的です。そういうところで、わかったつもりになること自体が間違いなのです。

もし、患者さんのことがわかったと思ったとしても、それは錯覚です。理解しよう、わかろうとする努力は大切ですが、わかったと思うのは危険であり、「わかろうとする気持ち」が大切です。本当に理解しようとすれば、患者さんが先生で、医療者は、そこから学ぶべきなのです。

医療者は、何かできると思って、何かをやろうとすること自体が思い上がりのこともあります。たとえば、医療者の中には、何か手を出してやらなければならない、という気持ちがあります。患者さんの心の中には他者が手を出せないことがあります。もうどうでもいいと思っていることがらにも、これが患者さんの悩みだからと、医療者が手を出そうとすることがあります。何もしない方がよいこともあるのです。この何もしない努力は必ず生きてきます。

患者さんのことをわかろうとしたら、患者さんからひたすら学ぶことです。永久に患者さんが先生で、わかりつづけること、学びつづけること、理解しようと努力しつづけることが必要なのです。

19 豊かなゴールをめざして

長期的なゴール、中期的なゴール、短期的なゴール、もっと細かい瞬時のゴールがありますが、いずれも、その時間の中で展開してくるもの、アドリブが面白く大切です。

たとえば、親子関係は完全にアドリブです。その中で、創造的なものが出てきて、お互いがわからないながらもいろいろなものが出てきます。

お母さんがゴールをあまりに一直線的にとらえると、リジッド（rigid）になりすぎて本当の意味でのもっと豊かなゴールには向かえずに、とらわれ過ぎてしまうということが起こり得ます。

お母さんは子どもを尊重していると言い、「あなたは自分のしたいようにしていいのよ」と言いながら、一方で、子どもが自分で作ったゴールに行きたがると、これをしてごらんと言ってしまいます。

良い例として「カルメン」があります。あばずれ女を好きになって女房にしたくなる、自由で奔放なところが魅力的で惹かれるのに、家庭的な謙虚な妻になってほしいというのです。親も子どもに対して、それに近いことをやっているといえるでしょう。「自由に自分らしく、そしてこうしなさい」と矛盾したことを言って、望んでしまいます。

受け身的な夫と結婚した女性は、その息子も積極的になれないことを気にして、もっと自主的になってほしいと思う。母親は息子に積極的、自発的にリードして、活発な子になってほしいと願うあまりに、盛り上がる場面になると、スーッと自分は身を引いて息子にリードさせようとする。息子は盛り上がる場面になると、母親はいなくなり、雰囲気も変わり、もうイイヤと引いてしまう。結果として、母親がそういうふうになってほしくないというタイプに、子どもを育ててしまっている。

その親子のケースにみられるように、願っていることと、実際にしていることにずれがあります。お母さんの態度が意図していなくても、そうなってしまうことがあるのです。

患者さんと家族、または医療者の関係でも同じようなことが言えます。自分のゴールを押し付けるのではなく、相手のことを尊重して待つという姿勢が大事なのです。患者さんとの間に生じる対話の中に、本人のやりたいことがわかるようになるのを待つ、そして、「本当に自分のやりたいことをやっていいの？　それならやってみよう」と思えるまで待つ。それが豊かなゴールをめざすことと言えます。

20 available――あなたと共にいる

家族の一員である患者さんのために家族があれをしたい、これをしたいという思いはわかります。その気持ちは大切にしなければなりません。ただ問題は、それを大切にしながら医療従事者がどう関わったらいいのかということです。家族から、患者さんのために何をしたらいいですか？　と聞かれたときに、もしかしたら、何もできないかもしれないけれど、ただ患者さんが何かを求めたときに、そこにいるということが大事ですよ、とお伝えしたいのです。

相手が求めたとき、たとえば話をしたいと思ったときに、そこにいる。そのことが重要なのですが、目立たないし、何かやったっていう感じにはならないので、なかなかむずかしいのです。

何かを行うというと、買い物に行くことなどの行動をイメージしてますし、目に見えて行ったたという感じをもちたくて、家族はついついやってしまう。でも本当に患者さんのためを思うのだとしたら、一つひとつのことについて、誰のためにそれをやっているのかと、考え直して行動しなければなりません。家族が自分たちの満足のためではなく、本当に患者さんのためにやっているのかと考えると、答えはそう簡単には出てきません。

患者さんにとって何が一番大切かというと、それは患者さんのために、そこにいてあげることではないでしょうか。

英語で「アヴェイラブル」という言葉があります。I am available for lunch（お昼あいてます）といった使い方をすることもあります。もっと広い意味で情緒的に言えば、相手が求めたときに、こちらが応じる姿勢があるというのがアヴェイラブルで、家族としては、患者さんが話したくなったとき、何かを語りたくなったときに、こちらが乗っていけるというメッセージを送りつづけることです。これは目立たない、手のかかる作業ですが、とても重要な作業なのです。

精神療法では、情緒的に available である（emotional available）というように使います。相手が望むようなかたちで、いま、私はここにいて、あなたが問いかけ、話しかけ、関わり合おうとすれば、いつでもここにいますよ、というあり方。単純化していえば、たとえば良いお母さんとは、子どもにとって available であるといえます。

相手に対して、こちらの都合で何かするということは基本的にはしない、という姿勢が available。これは結構むずかしいのです。他の人に何かしてあげることは簡単で、これをする、あれをする人はたくさんいます。でも、何かしてあげるときは、してあげる人の都合でしているので、相手が本当は何を必要としているかを考えていません。お歳暮と同じで、「多少は考えるけれど」という程度の気持ちです。本当に心のこもった贈り物は、お歳暮のかたちでは贈らないのと同じです。

情緒的に available でありつづけてくれる人の存在は、大きいです。患者さんが何かをやろうか、やるまいかと悩んでいるときに、やれとも言わないし、やるなとも言いません。あなたがしたいならすればよい、でもやめるならやめていい、という姿勢を見守りつづけること、これがavailableです。

そのような支えは、医療者がすべての患者さんに注ぐというわけにはいきませんが、自分がみている患者さんを含め、愛する人に対してはあり得ます。相手がいてほしいときに、そこにいてあげることが、available。これが一番うれしい。押し付けではなく、相手がその気持ちなっているときに、やってあげられる、その関係をもてるような、そんな友人なり隣人の関係になれればと思います。

第二章　患者の心を誰がみるのか

丸田 俊彦

メイヨー・クリニックでの三十二年間の臨床体験から

なぜアメリカに渡ったのか

私はアメリカに在住して、三十二年の間、精神科医として様々な患者さんをみるという臨床を行っていました。それが臨床体験のほとんどすべてです。それがアメリカであって、日本ではなかったことを加味して、メイヨー・クリニックでの体験をもとにお話をします。

どこから入ったら一番わかりやすいか、あるいは私が考えていることをみなさんに伝えられるか、入り口として、「なぜ、私が一九七二年にアメリカに渡ったか」、ということから始めます。

二〇一〇年の五月、メイヨー・クリニックへ定期健診を受けに行くための準備をしていたとき、信濃町の駅前に立ち、目の前の慶応病院（卒業した病院です）を見上げながら考えました。「もしいま医学部を卒業してすぐの二〇代半ばだったら、アメリカか、外国に行くだろうか？」と。答えは「迷いなく行く」でした。行くという気持ちは、そのときもいまも変わりません。

当時、なぜアメリカに行きたかったのか——精神医学を学ぶことは決めていましたが、日本に残らない最大の理由は、当時の日本の精神医学が、極端に言えば、牢番みたいで、精神科の病院に患者さんを閉じ込め、クスリを出すだけで、患者さんを理解するとか、わかろうとする作業をしていないようにみえたからです。

入局試験のときに、教授に「何をしたいのか、何の勉強をしたいのか」と聞かれて、「分裂病（注：当時の表現。現在の統合失調症）と躁うつ病以外なら何でも診ます」と答えました。当時、精神科の患者さんの中から、分裂病と躁うつ病の患者さんを除くと、九九・五パーセントが排除されることになっていました。

ではどんな患者さんをみたいかというと、心の問題を抱えた人たち、精神病と言われる人ではなく、むしろ医学的な問題を抱えて医者のところに来ていながら、実は、身体の問題だけではなく、心の問題を抱えているような人たちを診たい、というのが私の願いでした。

コンサルテーションとリエゾン

メイヨー・クリニックは、優れた外科医であるメイヨー兄弟がいる外科を中心に据えた病院でした。手術のために外科医の集団は、優秀な内科医を必要とし、内科医に関連した他の科の医者も必要となり、その延長線上で精神科医も必要としていました。

私がメイヨー・クリニックで行っていたのは、いわゆるコンサルテーションといわれるもので、内科や外科の患者さんをみる仕事が精神科医としてのほとんどでした。もちろん精神科病棟もあって、開放病棟には内科的な問題はあるが、実は心の問題が原因で、身体的な病状を呈している、たとえばヒステリーのてんかん症状やうつにともなう身体症状のある人などがいて、彼らを管理しているのですが、基本的には内科や外科のところに行ってコンサルテーションをするシステムでした。

これはユニークであり、概念として、面白いシステムでした。しかもここでは、レジデントというわゆる訓練医が終わると、コンサルタントと呼ばれるようになります。コンサルタントとは、教授をめざして医局に残っている医師のことで、その語源は、医師が互いに、他の医師の患者さんに、こちらの専門的知識を供給するという基本的概念から来ています。精神科のコンサルタントは、精神科的知識で内科、外科病棟の患者さんの心の問題を扱うのが仕事でした。

コンサルテーションと並行して、精神科ではリエゾンという言葉も使います。リエゾンとは「提携」、「つながりをもつ」という意味で「患者さんと手を取りあって仕事をする」ことです。

リエゾン精神医学とは、精神科医が精神科外来や病院・病棟にとどまらず、さまざまな臨床各科と密接で定期的な連携をとりながら、チーム医療に貢献する臨床形態です。結構もてはやされ、かっこいいものです。

たとえば、乳腺外科と一番関係のあるリエゾン精神科は、サイコオンコロジー（精神腫瘍科）といいます。このようなつながるかたちを、アメリカでは精神科医ががん患者さんを診て、それを自分の専門分野としてやっていて、このような診療科をサイコオンコロジーと呼んでいます。

乳腺外科においてのリエゾンをみれば、専属の精神科医がいて、患者さんの心を診て、役割を分担するという考え方になりますが、リエゾンとは、繰り返しになりますが、「提携」「つながりをもつ」という意味ですから、外科と精神科をつなぐ、心と体をつなげるということになります。

ただ、「リエゾン外科医」も「リエゾン内科医」でもなく、リエゾンという言葉を使っているのは「リエゾン精神科医」だけで、それは、他科の中に入って、科の人たちに心を教えて、心を診る作業をする、介入していく医師です。そのような使い方をアメリカの場合ではしますが、日本でそれをやろうとした場合に、経済的問題をはじめ、いろいろな問題が発生します。

そのような流れの中で、メイヨー・クリニックにおいてでさえ、サイコオンコロジー（精神腫瘍学）をやろうという精神科医が名乗りを上げたときに、オンコロジストたちは、それにノーと言いました。これは「心は誰がみるか」ということをめぐって起きた、興味深い出来事です。精神科医が心をみてくれて、いろいろな場面で協力してくれるのはありがたいが、それらは、精神科医だけの専売特許ではなくて、ソーシャルワーカーだって看護師だってみるではないか。「心をみるのは誰か」と言ったときに、精神科医がサイコオンコロジストという名目で出てくるのは好ましくないということで、ノーをつきつけたのです。

私はコンサルテーションというかたちで、腫瘍を患った患者さんをみるという立場でしたが、そこに表れているのはメイヨー・クリニックにおける外科医、オンコロジストの、心意気だと思うのです。

「患者さんをみるというのは身体だけをみるのではなく、基本的に患者さんをみるワークの責任というのは医師にあり、その部署にいるパラメディカル、医師を補助する医療従事者にある」というのが、外科医の基本的な考え方でした。それゆえ「協力はありがたいが、精神科医が、腫瘍学をやっている人であるかのような顔をするのはちょっと困る」ということなのでしょう。

メイヨー・クリニックの内科医、外科医の考え方は「患者さんの心を誰がみるのか」について考えるときに、非常に印象的で貴重なことだと思います。メイヨー・クリニックのオンコロジスト、がんの手術をしていている外科医たちが、サイコオンコロジストを拒否した背景には、

①コンサルテーションがしっかりしていて、がん患者さんで心理的に問題があった場合にすぐにみてくれる精神科医がすぐそこにいた、

②サイコソーシャルオンコロジー、心理社会的なものを含めて、心理的な側面をカバーするオンコロジーのサポートグループをつくってもいいのではないかという立場をとってきたほどに、広く心をとらえてきた、

というところがあったのではないかと思います。

日本におけるサイコオンコロジー

日本でも二十年前にサイコオンコロジーという概念が入ってきて、その頃に私が書いた『痛みの心

理学』のひとつの章で、がんの痛みについて触れています。アメリカにおけるサイコオンコロジーは、基本的に精神科医がほかの科に触手をのばし、自らのポストの分野を獲得しようとして起こした運動です。

それに対して日本におけるサイコオンコロジストを考えると、ほとんどが麻酔科医の人たちで、精神科医はかなり少数派でした。実際には、がんの患者さんと医学的なところで関わっているドクターやナースたちが、独自に身体を越えて心にまで関わって行きたいというかたちで入ってきていることが多かったようですが、当然見えてくるもの、必要としてくるものが微妙に違ってきます。日本と西欧との文化を考えたときに、大きな問題になってくることであり、心に留めておかなければならないことです。

また、サイコオンコロジーの前から存在しているひとつの大きな例として、日本ではかなり定着している心療内科があります。心療内科は欧米においては精神医学の中の一分野で、心身症は心の問題が身体的なかたちをとった疾患であり、基本的には心の問題ということが前提になっています。日本では、心療内科は九州大学の池見酉次郎さんはじめ、内科医を中心に発展し、非常にユニークといってよいでしょう。

このように患者の心について関わる専門家、関わり方がアメリカと日本では違うことを認識しておかなければなりません。サイコオンコロジーが日本に入ってきたときの一番の大きな問題であり、いまでも問題となっているかもしれません。

がんの患者さんのことを考えたときに、日米で大きなギャップがあったと思うのは、西欧諸国の場合には、基本的に患者さんに対して、医学の中に心理的なアプローチができるようなシステムとノウハウが早くからあったことです。

もうひとつは、とくにアメリカの場合、そういう患者さんに対して、チームアプローチのノウハウがありました。ところが日本の場合は、サイコオンコロジーにしても、心の問題へのアプローチにしても、チームアプローチと、精神分析でも認知行動療法でもよいのですが、心理的なアプローチの手段なり、方法論をほとんどもたないで入り込んでいきました。それがいろいろな問題、大変さを醸し出したのではないかと思います。

心理的アプローチのノウハウ

日本では、いろいろな職種の人が対等な立場で集まって話をして、上手く反映させるところまでにもっていくことができない、という精神構造の部分があります。上から下へ、という伝達は上手くいくのですが、集まるのは時間の無駄、エネルギーの無駄というところがあります。みんなで集まって、意見の交換をしてよかった、と思えるような方法論を打ち立てられないのです。それができないと、チームとして心の問題にアプローチするのは大変な作業となります。

心理的アプローチには、いくつかのノウハウがあります。たとえばがん患者さんに対する心のアプローチを考えてみると、二十年前の日本では患者さんにがんの告知をしていませんでした。患者さんはがんと知らされないで治療をしていたのです。ただ、「知らない」というのは医者のかってな思い込みで、患者さんは知っていても知らないふりをするのが、家族や、医者や、医療従事者に対して、一番親切でよいことだと思っていたのかもしれません。一番気をつかっていたのは、医者でも看護師でもない、家族でもない、患者さん自身だったと思います。ここにもチームアプローチのむずかしさがありました。

日本のがんに対する社会通念は、急速に変化しています。いまでは乳がんの場合には、告知をして、治療しています。若い三十代～四十代の患者さんには、告知があたりまえですが、彼女たちの母親の年代では、そのような考え方とは相容れないギャップがあります。世代間でも、日本の特徴があります。この告知の有無と平行して、心理的にも対処しなければいけないのですが、そのための方法論を、医療者は基本的にもっていたわけではないのです。

しかも精神科医やサイコオンコロジストでも、ノウハウが欠けていました。アメリカの場合、がんの告知で、うつで、それなりに対処するノウハウをもっています。精神分析でも認知行動療法でもよいのですが、少なくとも方法論があり、患者さんを送る先がありました。グループでもカウンセリングにしても、そういうものを提供できるノウハウがアメリカにはありました。

日本の場合には、いまでもそれらがかなり欠けているところがあります。その弊害が出ているひとつの例は、がんより、うつです。二十年前には、自分がうつであることは口にできませんでした。家族のためにも、うつは隠すもので、決して表だって議論される病ではなかったのです。それがいまは、隠すものではなくなりました。しかし、それに対処する医療システムや臨床心理のシステムは、まだ整っていません。行われる治療では、投薬と休ませるということが中心で、患者さんに何が起こっているかを理解する方法に欠けています。それが患者の心に対するアプローチの仕方をさらにむずかしくしています。

また、日本では、現場に関わっている医療者があまりにも忙しく、時間をかけて患者さんの話を聞くことができません。時間がないから、他の医療者に任せようと思っても任せる先がなく、理解できる人たちもいないことで問題が起きつづけています。

私は日本でグループのスーパービジョンをやっていて、六十床の心療内科の病院、開放病棟のような病棟で四年間、看護師や医療スタッフと毎週一回、それぞれのケースについて話し合いをしていますが、二〇〇回行うと、彼らの考え方が変わってきます。私にとって感動的でうれしいことは、そこに入って二カ月ほどの看護師さんが、こう思う、こうしてもよいでしょうかと、自分の意見を言うようになることです。発言しても、大丈夫だ、安全だと思える環境、これはチーム医療では、絶対に作らなければならないのです。それは患者さんとの関係でもいえることです。

医療現場において、気をつかって一番緊張しているのは患者さんです。医療者が気をつかってあげていると思い込んでいますが、決してそうではありません。バランスもありますが、患者さんが自由に話せる、医療者にとって本当に必要なことを聞ける雰囲気を作ることが大切で、それは心をみるチームの全体的な雰囲気を作るアプローチと、まったく同じことだと思います。

誰が患者の心をみるのか

「みる」という字は診断の診る、看護の看る、見る、観る……いろいろな文字をあてはめますが、ひらがなで書くことによって、いろいろな可能性が込められてきます。

患者さんは外科に行っても、内科に行っても、普通の外来に行っても、入院しても、心をみられた、心をみてもらったとは思っていません。がん患者さんのかなり多くの人たちは、あえて心をみなくても、心と身体はけっこう一緒で、基本的なケアが施されている限り、心も含めて全部をみてもらったというふうに感じています。心を切りはなして、心をみてもらったという感じにはならないと思います。

そのようなかで患者さんをみることにあたるのは、精神科医やサイコオンコロジストの専売特許ではなく、むしろその患者さんの身体の問題に関わっているドクターや看護師、薬剤師が、配慮して関わることが最も効率的であり、患者さんにとっても意味があります。

とくに精神科的な問題があるわけではないけれど、通常のケアでは、満足できなくて、心にわだかまりが残り、もう一回自分を振り返ってみようと思ったときに、そのような場所が日本にはなかなかありません。そのようなとき、キャンサーリボンズ（一二〇頁参照）は重要な役割を果たしています。

これからのケアを考えたときに、基本的な治療のほかに、もう少し心理的なケアを受けたい人たちがいます。心を割って話したいときに、患者さんだけのグループも当然考えられますが、患者さんだけのグループでは危険なことも多いので、もうひとつ何か心理的ケアを供給できるシステムを考えなければいけないのではないかと思っています。

がんの患者さんの心を扱おうと思うと、サイコオンコロジーという分厚い専門書を読まないと、がんの患者さんの心はわからないという印象をもってしまいがちで、また現場の人たちも、そう思っているのですが、それは「まちがい」です。

人間の心なんて、がんになったからといって変わるわけではなく、同じです。自身が体験してよくわかるのですが、普通の人です。普通ではないと思わないでください。特別視しないでください。私ががんを巡って抱えている、心の課題があるとすれば、そのほとんどは他の人と共有できるような、ごくごく普通の問題なのです。「がんを巡るものだからわからない」、「特殊なものだからわからない」、「むずかしいからわからない」と言いながら、実際には、普通のオンコロジストやナースが患者さんと関わり、みているのに、「自分たちは面倒をみていない」と卑下しています。卑下することは、責任回避にも結びつきます。

看護師さんの一言一言が、大きく患者さんの心に影響しているということを念頭に置いてほしいし、それが正に、日常的ながん患者さんの心のケアだと思うのです。高価な専門書を読むよりも、むしろ、患者さんと関わっているなかでの気持ちのつながりや、そこで感じたことをすごく大切にしてほしいのです。単純化して言えば、みなさんは、これまでのトレーニングと、生きてきたことによって、がんの患者さんと関わり、日常的ながんをめぐる心理的な問題に対処できる能力と才能をすでにもっています。日本人の美徳、謙虚心から、「いや、そんな」と言うけれども、自身の中にあるものを生かすだけで、患者さんにとってはすごくうれしいことなのです。

医療者は、患者さんのために気をつかっていると思っていますが、患者となってみてわかることですが、医者と看護師と患者と三者を比べた場合、一番気をつかっているのは患者さんで、二番目に気をつかっているのは看護師さんです。一番気をつかっていないのは医者かもしれません。

患者さんに対して、やさしい言葉の一つひとつがすごく大きいのです。患者さんの生活を知っている医療者がかける一言は、大きな意味合いをもってきます。大きな心の問題は専門家に任せるにしても、日常的な問題に関して、分厚い専門書を読む必要はありません。みなさんの中にあるものを使えば充分に対処できますし、役に立つということを強調したいと思います。

がん患者さんのグループ・カウンセリングでは、転移や再発をして、大変な患者さんもいます。がんになって残念、ならなければよかったと思うけれど、患者さんは例外なく、「がんになったことで、自分と家族や自分のまわりに起こったことを考えると、がんになったことで得たものを絶対に失いたくない」と言います。がん患者として生き抜いてきた自分を見つめ、がんという経験を通して学んできたもの、得たものは非常に大きいと確信するのです。この健全なものをもって、これからをポジティブに生かしていくという考え方をもっている、ということを忘れないでいてほしいです。

患者さんは基本的に人間であることには変わらず、がん患者さんだからという特殊性を際立たせる必要はありません。患者さんが知識を得ることも大切です。それは医療者の専門性、存在価値を高めるためではありません。普通に人生を生きてきて、医療の仕事を普通にやってきたとすると、基本的な技術はありますが、それを上手く使えるかどうかが問題で、その技術が生きてこないとしたらその理由は、次のようなことです。

偉い先生だったら答えがあるが、私にはわからない、答えがあるはずだと正解を求めようと探してしまうことです。

がんになってどうやって生きていけばよいのかの答えなんてありません。あるとしたら苦しみながら生きていくことかもしれません。

患者さんは看護師さんなら答えがあると思っているかもしれませんが、それも答えはありません。答えはないけれど苦しみを共有することはできる。一緒に考えることはできる。それならできることを患者さんに伝えることが大切です。専門家だからといって答えをもっているわけではない。どんなふうに考えているかを患者さんに伝えることなのです。

また、医療に関わるすべての人は能力、技能を上手に使うことが治療です。

何よりも私はこう考え、こう治療するということについて、自由に考えを述べる環境が必要です。看護のカンファレンスで、若い人でも自分の考えを、偉い人と一緒の場面でも、きちんと言えること、その雰囲気のあることが必要です。考えを共有し、それをさらに考えていくことも大切です。現場にいた人は、状況をよくわかっているはずですが、離れている所からでも可能性を提示することはできます。それぞれの立場で患者さんと一緒に答えを探していく、その共有が大事なのです。

『間主観性の軌跡』（五二頁参照）の本の表紙に気球の絵をつけました。患者さんとの旅路は鉄道、飛行機、船の旅ではなく、むしろ気球の旅、その日の天候によっては行先のわからない旅。どこに行くか不安でわからない旅を、患者さんと行くことが楽しいという感覚を、みんなで共有することが、患者さんの心をみていることになります。

みなさん、すでに、心をみていますよ

良い医療とは技術でも方法でもなく、医療者が患者といかに関わるかという関係性です。医学は進歩して、最後に残るのは患者さんの心の問題です。技術的なところは、それぞれの技術者のところへ任されていくことでしょう。

三十二年間アメリカにいて、帰国後四～五年の頃、日本で「誰が心をみるのか」という言葉を考えたときに、「だって、みなさん心をみているじゃない?」という気持ちが、私の中にかなり強くあって、「みていながら、みることができないと自己卑下するよりは、ちゃんとみているんだと思ってください。でもその分、もう少し責任を感じて」ということが、一番言いたいことです。

とくに、日本の看護師は、アメリカに比べて忙しくよく働き、いろいろなことで患者さんと関わっ

ています。看護師が患者さんに関わっている様子を見ていると、一見、身体的なものにだけ関わっているように見えますが、決してそれだけではなく、心とも関わっていると思います。日本の看護師は、すでに患者さんの心もみていると実感しています。

自らがん患者となって考えたこと

答えはないし正しいやり方なんてない

私はメイヨー・クリニックに三十二年いて、五十代では少なくても毎年検診を受けていましたし、五十八歳で帰国してからも、毎年、メイヨー・クリニックに戻って検診を受けていました。しかも、私の主治医だった内科医は二十年来の付き合いで、細かいところまで配慮が効き、非常に信頼していた人でした。

ところが、二〇一三年の六月に、慢性の風邪のように声がかれ始めて治らなくなり、七月になって声が出なくなり、耳鼻科で診てもらったら、可能性のひとつが肺がん、と言われ、検査の後、肺がんの四期で、骨転移があると診断されました。非常に不安になりました。

幸いなことに、非常に親しくしている友人がその場にいてくれて、それを共有できました。あの体験は、他の人だったら、どう対処すればよいかは私にはわかりません。そのときにいろいろ考え、気持ちや思考はころころ変わりました。自分の中で何とか対処しようと思って、一生懸命なのだけれども、なかなか答えは出ない、どう対処してよいかわからない、という状況が長い間続きました。あるときは、落ち着き、またまた、振り出しに戻ってわからなくなる。もし、私が信じていたこと、役に立ったことがあったとしたら、それは、「答えはないし、正しいやり方なんてない」ということを、自分が言い出し、言いつづけてきたし、本当にそう思っていたことだと思います。

がんと診断されたとき、さまざまながんがあり、それぞれに対して対処法があり、自分は正しくやらなければと思ったら、すごく悩んだでしょう。でも、少なくとも、私にはその悩みだけはありませんでした。もう自分で考えるしかない、自分で考えて対処するしかない。本に書いてあることは参考になるけれど、正しい答えではないという私の人生観、考え方があり、それが、大きく私を助けてくれました。

気持ちを考慮した医療

そのようにして自分自身ががん患者として、抗がん剤の治療を受けることになりました。入院しているとき、看護師さんに身体的なケアをしてもらっているほんの小さな、どんな言葉か、どんな言い方か、どんなタイミングか、ということが、大きく私の心に関わってきました。一応、心の専門家を標ぼうしている私にとってさえ、看護師さんの一挙一動、一言一句がこれだけ影響を及ぼしているのですから、ごくごく日常的な臨床においても、一般の患者さんに大きな影響を与えていることと思います。

このように「誰が患者さんの心をみるか?」というときに、それは主として精神科医、臨床心理士の仕事ではないといえます。患者さんにとっては、自分のことをよく知らない、治療もしない精神科医がやってきて「どうされました?　つらいですね」などと言われても、いまさらと思います。それよりは、たとえ時間がない内科医であっても、忙しげな看護師さんであっても、ちょっと余分に時間をかけて、こちらの気持ちを理解してくれている、と思わせる、そこにこそ心を扱っていると言えるのです。医療者は自負をもってほしいし、できることもたくさんあります。たぶん、それが一番の中心となっていると思います。

明らかに心理的な問題があり、精神科医にみてもらった方がよい人がいます。そのような人にはコンサルテーションというかたちで精神科医に診てもらう、関わってもらうのは基本的には正しいことです。

しかし、ごく日常的なレベル、たとえばがんが告げられた、この先どうしよう?　家族に話すか話さないか?　友だちにはどうする?　抗がん剤にどう対処する?　等々の問題をめぐって、正常な心理的な反応、一見、病的に見えてしまうが、本当は健全な反応に対して、現場にいる病気のことをわかっている主治医や看護師が関わる方が、患者さんの側にとって幸せだと思います。

前述したように、メイヨー・クリニックで、精神科医が精神的な面からがん患者さんを診るサイコオンコロジー（精神腫瘍科）というセクションを作ろうとしたときに、オンコロジストたちが団結して反対しました。言葉にこそしなかったが、彼らが言いたかったことは、「患者さんの心は我々がみる、問題がおきたら精神科医に依頼する。たまたま精神的な問題があったからといって、精神科医が一概に専門家とは言えない」ということで、サイコオンコロジーというセクションをつくることに反対したのです。私はそれは立派な動きだと思いました。内科医や、それをとりまく医療者たちが、「自分たちが心も含めて面倒をみる、そこまでがケアなのだ」と考えていることの証となっていたわけで、私としては、とても感動的なことでした。

私は、三回目の抗がん剤の治療が始まる頃に、学会で講演をすることになっていました。胸水がたまり、入院していて大変なこともあるなかで、主治医は、症状だけでなく、周辺に起こる身体状況を考えて送り出してくれました。治療だけではなく、患者である私がそこに行きたい、それが私にとって重要なことだということをわかってくれていたのです。この気持ちを考慮した医療というのは、とてもうれしいものです。医療者の一言一言は、みなさんが思う以上に患者さんにとって重みがあります。それを念頭に置いて、実際に自信をもって関わっていただきたいと思います。

人生の「わからなさ」を共有する

医療従事者とのやりとりの中で感動し、涙が止まらなくなった場面がたくさんあります。最初の抗がん剤から、もう少し強い抗がん剤に変えて、髪の毛が抜け始めました。その頃、日本精神分析学会第59回大会で創設された学会出版賞「小此木賞」の授賞式（二〇一三年十一月十六日）があり、北山修さんと同時受賞することになり、京都で受賞記念講演をすることになりました。

二千名くらい入る国際会館のホールで、結果的に講演ができてよかったと思ってはいるのですが、それをめぐって、主治医たちが治療というだけではなくて、患者である私がそこに行きたい、それが私にとって重要だということをわかってくれました。しかも、「今度の抗がん剤は髪の毛が抜けるから、当日、どのくらい髪の毛があるかわかりません」と言ってくれていました。気持ちを考慮したこのような医療というのは非常に感動的でした。「髪の毛が抜けるかもしれません」なんて、ほんの小さな、些細なことですが、それは私にとっては大きな気遣いで、涙が止まりませんでした。それが一番印象的でした。

九回抗がん治療を受けており、三回目からは外来でもよかったのですが、お願いして三日間ずつ入院させてもらいました。そのたびに主治医がいて、薬剤師がいて、副作用などの説明をしてくれました。その説明以外に、私はインターネットで抗がん剤の項目を見ることが一度もなく、肺がんについても読みませんでした。

インターネットに書き込まれていることは、がんの経験者がいて、あたかも正しい対処法があるかのように見えます。検索のキーワードは「正しい」。ところが、インターネットの内容を信じると大変な目に合います。基本的には、医療を信用し、主治医を信頼している限り、背景の知識もないままに、インターネットで資料を集めても仕方がないのです。私は全面的に任せるというスタンスをとることが正しい、と信じることにしました。

正しい答えはない、でも、あなたの選択はあなたの生き様で、あなたが思ったことが、あなたにとって正しい。がんになった人にとっては、その人の思う方法が正しいし、その人が自分でやってみるしかありません。

心を支えるとは、生存者としてのこれからの生き方やそれを支援するテクニックを模索することではなく、患者のその後の人生の「わからなさ」を、耐えつづけることを一緒に共有することではないか、と私は思っています。

私の思いは人々の中に残る

二〇一四年七月六日に丸田俊彦が永眠いたしましたことをお知らせしますとともに、生前お世話になった皆様に深く感謝いたします。

丸田俊彦は、二〇一三年の初めからせきに悩まされておりましたが、六月になってのどに強い違和感を覚え、診察を受けました。数々の精密検査の結果、八月に肺がんの診断を受けました。

その後自身が長年勤務しておりましたメイヨークリニックにて治療をうけるか、それとも母校である慶応病院にて治療を受けるか悩んでおりましたが、最終的に本人が全幅の信頼をおく慶應の先生方に治療をお任せする決意をしました。

その時もらったメールには次のように記されていました。

「私がいなくなれば、自分の頭の中にあるものはすべて消えてしまうが、それらを人に伝えれば、その人たちの中に残る。自分がまだ、できることがあるのを幸福に感じる。」

このような想いをいだいて、丸田俊彦は、つらくて苦しい抗癌治療に耐えながら仕事を続けてきました。

その後肺炎も悪化し、体力も徐々に落ち、苦しい日々が続きました。

延命措置はしない、苦痛も少なく、という患者の強い望みを先生方にはよく理解いただき、的確な処置をしていただきました。

七月に入ってからは、目を閉じている方が多くなり、七月六日午後に静かに永眠いたしました。六月十三日に誕生日を迎えたばかりで六十八歳でした。

姉　宮北　智
妹　天野　順

＊丸田先生のご姉妹がみなさんにお出しになった手紙から抜粋しました（編著者）

第三章　チームで患者の心をみる

中村清吾

器に魂が入った瞬間

二〇一〇年一一月九日、十七時より昭和大学病院中央棟七階の職員食堂「マ・メゾン」で『がん患者さんの心は誰がみるのか?~メイヨー・クリニックでの三十二年間の経験から~』と題して丸田俊彦先生の講演が行われました。集まったのは昭和大学の医師、看護師、薬剤師、療法士、ソーシャルワーカー、医学生、研修医などです。はじめは、仕事が終わった職員が食堂の丸テーブルにぽつりぽつりと座っていました。

講演が始まると、丸田先生は食堂のまんなかで何も持たずに、静かに始められました。メイヨーでの経験などを話された後に「いま、何となく私はさみしい感じになっている……みなさんフィードバックなり、ご意見なり、感じていることをお話ください」と参加者に話しかけられました。するとある薬剤師の人が「日本では、本当の意味でのチーム医療ができておりません。それは、医師と他の職種の人との間で、平等な関係を築くのがむずかしいということがあると思います。たとえば、三十代から四十代の患者ががんを告知された場合、患者が医師だけではなく薬剤師や看護師、他の医療者たちとも良い関係を築きたい、関わりたいと思っているかもしれないときに、私はどうすればよいのか……、丸田先生がメイヨー・クリニックで経験された中から、正しい答えをおもちでしょうか」と質問をしました。

そこから丸田先生と参加者との対話が始まり、時間が経つと、白衣を着たままの若い医師たちも集まり始め、席が足りなくなり、多くの人々が壁際に立ったまま、熱い話のやりとりが続きました。

メイヨーで研修を受けた経験のある人は、丸田先生を見かけた人もいました。消化器内科の若い医師が「患者の痛みは誰がみるかということについて、医療者は患者と長く一緒にいますが、家族はそれ以上に長く一緒にいるので、家族はどういう理解を示せばよいのか、退院後の痛みへの家族からの関わり方、働きかけはどのようにすればよいのか？　乳がんのような長期的ながんの場合、家族はどのように関わればよいのか、何かアドバイスをお示しください」と質問して、白熱した対話が続き、丸田先生もこの時間をとても楽しまれているように見受けられました。

このときの、丸田先生のお話が昭和大学のブレストセンターに、チーム医療を浸透させていく上で「器に魂が入った」瞬間だったのです。

ブレストセンターが担うもの

聖路加国際病院では、二〇〇五年にブレストセンターを開設し、乳がんのチーム医療の推進をはかり、五年間でほぼ基本的な形が出来上がりました。ブレストセンターをつくりたいと思ったきっかけのひとつは、外科という診療科には小児外科、消化器外科、乳腺外科等々があり、たとえば赤ちゃんの泣き声が聞こえる中で、乳がんの見つかった人にじっくりとお話するのは大変むずかしいのです。乳がんに焦点をあてた医療や治療のこれからの方向や情報を伝えるにしても、不安にさせ、落ち着かない状況をつくりだしてしまう要素を取り除いた環境を整えたいと思いました。

一般外科から独立して、乳腺外科としてのブレストセンターをつくった当初は、会議室の狭い場所を診察室に区切って使うという環境でスタートしました。そのときに一番良かったと思ったことは、医師だけではなく、看護師、薬剤師等の人たちも自分の専門性を発揮できる場ができたことでした。外科という診療科にいれば、すべての外科の患者、家族の方々と接しなければならないのですが、ブレストセンターでは看護師、薬剤師が乳がんを患っている人にどのような関わり方ができるか、専門職の立場から意見を言い、実践できるようになりました。これは、とても大きな利点でした。

聖路加国際病院では、栄養士さんにも回診に加わってもらいました。たとえば口内炎ができている人にはどのような食事がふさわしいのか、食欲が落ちたときにどういうものなら食べられるのかなど、回診のときに一緒に話をします。

栄養士にとっても、献立を作って配膳をするだけではなく、患者の生の声や医療者の声を聞くことによって、新たな発見、新たなニーズを自分自身でつかめ、さまざまな提案ができるようになります。

また、聖路加では病院内にチャペルがあり、聖職者が回診に同行してくれました。死について語ることは、とてもむずかしく、医療職はその任にありません。聖職者が加わることによって、信仰という視点から死に対する不安や恐怖を取り除くことの助けになります。家族は、「頑張って」という対応になってしまいがちですが、励ましとなる一方で、その言葉は逆に患者の重荷になってしまうこともあります。聖職者は、家族の心のケアにも踏み込んでくださいます。

日本の医療は三時間待ちの三分診療といわれます。現実に、診療の現場では充分な時間をとりにくいので、心のケアという観点からは看護師や薬剤師が介入してくれて、生活面でのアドバイスをしてもらうだけでも、がん患者の満足度は高まると思います。そして、チームとしての医療ということで栄養士や看護師など、多種職の人たちもケアすることで、医師も成長できるのです。

昭和大学での新しいチーム医療

聖路加国際病院で乳がんのチーム医療をつくりあげ、昭和大学病院へ移りました。きっかけは、学生のときからチーム医療を教えること、つまりチーム医療を担う新しい人材を育てたい、という思いがあったからです。

昭和大学は医系総合大学で医学部、歯学部、薬学部、保健医療学部と、すべてが揃っている大学であり、医療に関連する学問を総合的に創造しています。そして、医学生が研修する場でもある大学病院ですので、私の希望と、大学側が考えていることが一致したのです。そこで、二十八年間務めた聖路加国際病院から思い切って移籍してみようと思い始めました。

昭和大学病院には一度も足を踏み入れたことがありませんでした。移らないかという話をいただいて、たまたま十二月二十五日がクリスマスの日で、聖路加国際病院が休みのため、ぽっかりと平日の一日、時間が取れたのです。誰にも告げず、一人の診察を待つ患者のように、ふらっと昭和大学病院の外来の待合室に座り、ゆきかう人々の動きを見ていました。すると、事務職の人がひざまづいて、患者さんと眼の高さを合わせて話をするという場面に遭遇しました。

「ベッドに横になっている患者さんに、上からまなざしを向けるというのは威圧的な感じを与え、心を開いてくれないこともある。患者さんと話をするときはできるだけベッドの横で、患者さんと同じ目線で話をしなさい」と、聖路加国際病院の日野原先生がよく語っていたのですが、ここでも同じことを実践している、と思いました。

また、二十五日でしたから、クリスマスコンサートを開催していました。点滴をぶら下げた人、車椅子の人を医療職の人が介助して、職員が中心の、コーラスが行われました。この光景も二十年以上にわたって、聖路加国際病院で聖歌隊の音楽を聴き、光景を目にしていました。そういうことも、よく似た雰囲気を感じ、昭和大学病院では、きっとチーム医療の推進に力を入れてくれると実感したのです。

昭和大学医学部のモットーとして「『至誠一貫』に基づいて、患者に優しく、誠心、誠意を尽くす臨床医師の育成」と掲げられていたことも、移籍を決意する大きなきっかけとなりました。

聖路加国際病院では、すでにつくりあげられたものがあり、そこにいれば安住の地です。まわりに気持ちを共有できる人たちがいるところで仕事をすることは安心でもあります。しかし、ゼロから挑戦して、思い描いていたチーム医療を実践できる場をつくりたい、そこにはまだ医師にもなっていない、将来こんな医師になりたいという青写真も充分に描かれていない医学生、看護学生の人たちがいる。彼ら、彼女らと接しながら、考えているがんの医療を教えることをやっていきたい、と思い移籍を決断したのです。

昭和大学病院では、乳がんのチーム医療を実践する場がなかったので、ゼロから新しい場をつくりました。その場に必要なものは乳がんを診る専門職を束ねるだけでなく、どんな病気にも言えることですが、身体は治せても心を病んでいる人を支えること、特にがんの医療においては、それが必要だと考えていました。その点をどう補うか、と考えているときに、丸田先生の講演という機会に出逢ったのです。チームを担うすべての医療職の人に丸田先生のお話を聞いてもらいたく、先生に講演をお願いしました。

患者さんの痛みと共に生きる

私の実家は鍼灸院で、鍼やお灸を行って生計を立て、私も育ってきました。たとえば、腰が痛い、膝が痛いという患者さんが来たときに、湿布や理学療法ではなかなか治せません。一人ひとりの患者さんの思いに寄り添っていかなければなりません。

そこで、その患者さんの心を外に向ける。痛いところに集中してしまいがちですが、外に向けてあげる、外に気持ちが向けば、また日常に戻っていくことができる。現代医療には、病気と向き合っている患者さんの心を支えるという視点が欠けているところがあって、検査の結果をそのまま伝える、検査結果で薬を出す、たとえば、眠れなければ入眠薬、不安を感じていたら向不安薬と、症状に対して1対1の薬を処方してしまいます。

確かに薬は解決策の一つですが、なぜそんなに不安を感じているのか、その不安がストレスとなって他の病気をなぜ誘引してしまうのか、といったことを考えると、心を癒す、心をみることで、薬を使わなくても、解決に結びつくこともあるのです。特にがん患者さんでは、心が折れそうになったとき、心を少しでも外に向けられるきっかけをつくることが大事です。

たとえ限られていたとしても、できることは何なのかを求める姿勢が出てくると、心が楽になり、がんと共に上手に生きていけるかもしれません。

聖路加国際病院の日野原先生は『生き方上手』という本を刊行しましたが、その中でがんと共に上手に生きるという言葉があります。がん医療を担うものにとっては、そのような言葉の表現が必要なのです。また、丸田先生の『痛みの心理学』の中には、「痛みと共に生きる」という表現があります。

医者になったばかりのころは、教科書に書いてあることが頭の中にいっぱい詰め込まれていて、医学のことは語れても、患者さんの生活のことはなかなか口にできません。実体験として自分自身ががんになったわけでもなく、親や親戚の人、身内もがんになる年齢ではない……がんになった人の立場になかなか立つことができないわけです。

このようにすれば、このがんは取り除くことができます、この治療をすれば何年生きられますと、教科書に書いてあることは話すことができても、患者さんががんと共に生きるうえで支えとなるような言葉を語ることはできません。

私の体験でも、相手の立場に立って考える、言葉をかけることは大切ですが、患者さんの心をみるという立場から語ってくれる人がそばにいることはもっと大切です。

丸田先生は医学生や医療者に、むずかしい言葉で表現するのではなく、相手の立場で共感できる言葉を選んで語ってくれます。聞く者の心にしみこむ、言わんとすることが心にしみこんでゆく、自然に理解できる語り方なのです。

患者さんは医師にとっての教科書

とても印象に残るある患者さんがいました。乳がんが再発した方で、化学療法を受けるときに「息子と信州の湖のほとりで過ごしたいという希望をかなえることができるならば、化学療法を受けたい」と話していました。水彩画を描く女性で、寝たきりだけど、ベッドの上で窓から見える四季折々に変わりゆく景色を、絵に描いていました。身体が不自由になっても、できること、治療を受けるにしても、自分でできることを上手に見つけて、目標をめざして治療を受ける姿勢の大切さを、その方から学びました。

実は、私の父親は肺がんを患い、脳に転移したとき、放射線治療を行うかどうかという話になりました。江戸っ子だったので、三社祭に参加できるのであれば、受けると言ったのです。三カ月ほど治療を受けて、髪の毛が全部抜けてしまいましたが、布袋様のような特注した頭巾をかぶって三社祭に参加しましたが、その後はもう治療を受けませんでした。たばこは吸えないが酒は呑めるのでよかったという父は、八月のはじめまで町内の若い人と呑んでいました。そして、九月には逝去しました。

父に教えられることがありました。がんの痛みを誰にもいわずに、その痛みを和らげるために自分でお灸をしていたのです。

さて、患者さんを「みる」とき、言葉を交わして、患者さんがいまどんなことに不満や不安を抱いているかを、上手に聞き出すことが大切です。患者さんからの話を聞くことも重要で、聞いたことから解決に向けての糸口をみつけることもあるからです。受け身ではなく、あるときは自分の方から話を聞くことが必要になります。

テレビゲーム世代はなんでもやり直しができると思っていることが多いようです。でも、やり直しがきかないこともたくさんあって、困難にぶつかったとき、その困難に対して正面から対峙しなければならないことがあります。少し耐える、じっと我慢する、そこからまた解決策を見出すことが大切です。我慢強さは、若い世代に少し欠けているといえるかもしれません。

がんになると、やりたいこととできることのギャップが出てきます。やりたいことが徐々にできなくなり、できないことが一〇〇パーセントに近づいてくると、絶望感を抱いてしまうことになります。しかし、そのときにできることを一〇〇として考えて、実際にできたことの割合を考えれば達成感をもつこともできます。

障害をもった人たちのパラリンピックでも、できることの中で、限界に挑戦して達成感を得る、そして、次の段階に進むという姿をみることができます。これはがんを抱えている人にとっても大切な心のもち方ではないでしょうか。

研修医の頃は患者さんと共に生活のことが話せずにいたのですが、やがてがん患者さんと接すると、少しずつ話せるようになってくる、人も変わってゆくものだと思うようになります。そして、医師自身も年齢を重ね、親の生き死にに関わったり、自身ががんになったりと病気を経験することになります。すると、いのちのこと、生きること、死ぬということを、患者さんと語ることができるようになってきます。

そのように医師も変わってきますが、丸田先生が言われているように、永遠に患者さんは教科書です。いろいろな価値観をもつ患者さんがいて、家族やまわりの人たちとさまざまな関係をもっている方がいます。がん医療は、人の生死に深く関わるところで患者さんと接しますから、さまざまないのちの物語があるのです。

乳がん診療を通して全人的医療を学ぶ

昭和大学病院の乳腺外科で目標としていることは、乳がん診療を通して、全身を診る力を養うことです。医学生にとって、乳がんという単一臓器のがんでも、最初に向き合うことは、その手術を行うだけではなくて、それにともなって、女性ゆえに早期に更年期障害を迎えてしまう患者さんに気を配り、骨粗しょう症の問題なども起こってくることにも目を配ることです。

がんは、転移・再発すれば全身の病気になります。自身が手術をするという立場ではなくても、がんは全身病だという観点に立ち、治療にともなうさまざまな副作用に対して、対応ができること、その上で手に負えないことと、ときには相談できるネットワークをもっていることが大切です。

いまは「全身病」という言葉に対して、乳がん診療を通して「全人的医療を学ぶ」といっています。つまり、心のケアも学ぶ、これは車の両輪のような大きなテーマです。聖路加国際病院では、日野原先生が患者中心の医療、全人的医療と言われていましたが、あらためて昭和大学の医学教育の中でそれを浸透させていきたいと思っています。

乳がんの場合、他のがんに比べて、比較的若くして発症することが多く、女性は結婚、出産や育児などの、特有なステージに何回も向き合うことになります。若い医師にとって、それぞれの局面で患者さんと関わっていくことは、とてもむずかしい問題なのです。

できるだけ出産能力を維持しながら治療したい場合、たとえば、三十代で罹患したケースでは、最初の二年間はホルモン療法を受け、その後の二年間を子どもをつくる期間とし、このインターバルをおいた後にホルモン療法を行う、という臨床試験が世界的に行われています。

現在では無理なことでも、医学は日々進歩しています。少しがんばってその時期を乗りきれば、可能になることもあります。聖路加時代、妊娠中に乳がんが発見されても平行して治療を行い出産し、母親のいのちも助かるというケースがありました。いまでもまだ充分に体制が整っているとはいえませんが、女性のライフスタイルに沿った治療が必要であり、それを中心に据えたチーム医療がとても重要です。もちろん、産科、婦人科の先生などのチームメンバーの受けもつ分野は変わってきます。

海外と日本のカウンセリング

丸田先生は三十二年間アメリカにいたにもかかわらず、日本の心を常に大切にしておられました。それはメイヨー・クリニックの家族的な雰囲気が影響しているのかもしれません。

私がアメリカの南カリフォルニア大学で一週間の研修をしたとき、ドクター・ベアトというレーガン大統領の大腸ポリープを治療された先生のところで学びました。ロサンゼルスで開業されている聖路加国際病院ＯＢの紹介で学んだのですが、ドクター・ベアトに「将来は乳がんを診療の核にしている」と話すと、「メイヨー・クリニックへ行ってみたほうが良い」と言われ、「友人がメイヨーの乳腺外科の教授をしているから」と電話をかけてくれて、メモを渡してくれました。

そのメモを片手に私は、メイヨー・クリニックへ行きました。メイヨーの乳腺外科のその教授は、多忙にもかかわらず、研修が終わったばかりの私を連れて病院を案内してくれました。教授は乳腺を専門にみる看護師を紹介してくれたり、病院内の医療者や患者さんの動きを見せてくれたり、半日ほど、貴重な体験をさせてくれたのです。その対応に、患者さんはもとより、見学に来た人たちも大切にしているのだと感じ、深い感動をおぼえました。

私にとってメイヨー・クリニックは、そのときの印象しかありませんが、そこに三十二年間も過ごした丸田先生は、そのようなメイヨー・クリニックが大好きだったのではないでしょうか。

心のケアという観点からみると、丸田先生のような精神科の医師はまだ少ないのが実情です。心の問題を抱えた患者さんを精神科に送り出すと、薬漬けになったり、薬の副作用や反動で自分らしさを失ってしまう場合もあるのです。まずは患者さんの話をよく聴くことです。乳がん術後の患者さんの心の不安は、話を聴くだけで半分くらい治まることがあります。ちょっとした言葉のかけ方が、不安をやわらげ、心を落ち着かせることがあるので、はじめから薬に頼らないことが大切です。

日本人には、押しつけがましくない心持ちがあります。自分の考えを押しつけないで、関係性を保つことを得意としています。平静心を保つことは、お茶、生け花、日本庭園など、日本文化の中に根づいていています。心静かに明鏡止水という言葉があるように、日本ならではの文化があり、その境地を医療にも生かせたらよいと思います。

患者さんの心を誰がみるのか

患者さんの心をみること……どのような医療者にも必要なことですが、なかなかできないというのが実情です。それを養う場、育てる場としてブレストセンターがあり、心のケアの必要性を感じてくれるだけでも意味があると思っています。

そこにいる医療者は、乳がん診療に携わるだけではなく、別の領域の専門医になることもあるでしょう。たとえば、眼科医になったとしても、眼を診るだけではなく、眼は全身の病気の一部分的症状なので、糖尿病や高血圧などの人が抱えている生活習慣病で眼が悪くなっているということもありす。だから、眼科医が心のケアを知らなくてよいかというと、そうではなく、患者さんの心のようすを知り、寄り添うことが大事なのです。一定の期間、ブレストセンターでトレーニングを受けた医療者たちが、ここで学んだことを少しでも思い出して、医療の現場で役立ててほしいと思います。

日々接している患者さんに対して、どのように心のケアを実践していくかということは、多くの患者さんを診てきて、私なりに培ってきたことがあります。丸田先生は、それを体系化してくれました。私は自身の経験をもとに、若い医療者に教えていかなければならない立場にありますが、そのときに丸田先生が示してくれた「心のケアのアプローチ」はとても役立つと思っています。

「患者さんの心を誰がみるのか」――チーム医療を実践するすべての人、またチームの一員である患者さん自身にも、本書を読んでいただきたいのです。丸田先生はご自身ががんになり、日本で思い描いていたことを、充分に展開できないまま逝去されましたが、丸田先生が遺された言葉は私たち医療者をはじめ、患者さんの心にも響いていくことでしょう。

アヴェイラブル――丸田先生の言葉は共有できる財産

本当に必要なときに手を差し伸べる、ときには静かに見守っていてほしい。押しつけがましい介入ではなく、その人が本当に必要だと思えば手を差し伸べる、あるいは、ある時期だけそばにいてくれればいいということもあると思います。寄り添ったほうが良いときと、少し離れて見守るほうが良いときというこの二つの距離感は、医師と患者さんの関係ではとても大切なのです。

がんの患者さんにとって私たち医療者が、この治療が良いと思っても、患者さんはそのときには素直に受け入れない、しかし、少し時間が経って、状況を患者さんなりに解釈して、考え方が少し変わってくることがあります。たとえば、手術は絶対に嫌という患者さんを、無理に説得しようとしてもなかなか受け入れてもらえません。しかし、判断の材料を提供して、時間が経過すると、自分にとって一番ふさわしい治療が何かということがわかって、受け入れてくれることがあります。その場合に大切なことは、どのようなときにも患者さんと関係性を絶つのではなく保つこと、少し離れたり近づいたりしながら、関係性をもちつづけることです。民間療法にすがったり、逃げ場や行き先を見失ってしまいそうになったときにも、戻れる場をつくって、医療者との関係を保てるように決して閉ざしてはならないということです。

二〇一四年三月一六日、NPO法人キャンサーリボンズの第4回リボンズハウス・ネットワーク会議が開催されました。リボンズハウスは、がん患者さんの「治療と生活」をつなぐ、具体的な情報とケア体験を提供する場所として、全国に二十カ所ほどあります。このリボンズハウス間の情報共有、NPOと各リボンズハウス、そしてパートナー企業との連携強化のための「リボンズハウス・ネットワーク会議」が毎年開催されています。

プログラムのひとつとして、NPOの理事であり、スーパーバイザーでもある丸田先生の「それって、誰のため？——がん患者のこころを支える関係性中心のキャンサーケア」としたビデオによる講演が予定されていました。しかし、丸田先生はビデオではなく直接ご講演されたのです。

このとき、丸田先生は、すでに肺がんを患い、「左の先端部の肺がんで反回神経が圧迫されて、これ以上声が出ません。第四期で発見され、この先、声帯の手術をする余裕もなく、これ以上声が出ない。声が届かない、声が小さいのはがん患者さん共通の悩み、と感じます。でもこの声でも訴えることができると思うし、たまたま今日が、抗がん剤治療サイクルの三週目の最後の二日なので、状態としては一番良い時期なので、直接お話したいと、やって来た次第です」と、語り始めました。

そして、「患者の心を誰がみるのか」という演題で講演されました。その中で「available——あなたと共にいる」、精神療法では、情緒的にavailableである（emotional available）というように使うと話されました。聴衆はとても感銘を受け、それぞれの立場でavailableという在り方を心に留めました。たとえば、アヴェイラブルな図書館とか、ママが子どもに対してアヴェイラブル、のように。

私は、リボンズハウスが共有できるものは何かと考えたときに、まさしく丸田先生のお話がその「共有できる財産」であると思いました。

第四章　グループ・カウンセリングで患者の心をみる

岡山慶子

キャンサーリボンズで行われたグループ・カウンセリング

これまで触れたように、丸田先生は分裂症や躁うつ病の患者以外の心の病を抱えた人たちの心をみたいと、慶應大学医学部を卒業してすぐに渡米、メイヨー・クリニックに行かれました。

医学的な問題を抱えている身体だけでなく、心の問題を抱えている人たちをみたい。クスリの治療ではなく、「心をみる」ことで治したいと思っていました。

私はメイヨー・クリニックで丸田先生にお会いし、このようなお考えに感銘を受け、いつの日か、日本に帰られることがあったら、丸田先生の心のみかたを知りたい、一緒に患者さんの心をみるための仕事をしたいとお伝えしました。

しばらくは日本に帰られることは、まずないと思っていましたが、奥様のご病気とご希望もあり日本に帰られることになりました。二〇〇八年に設立したＮＰＯ法人キャンサーリボンズでは心のことを大切にしたいと考えていたこともあり、設立直後に、グループ・カウンセリングをお願いしたところ、しばらく経ってから、「ご一緒しましょう」とご返事があり、主催するグループ・カウンセリングを、二〇〇九年にスタートすることになりました。

NPO法人「キャンサーリボンズ」は、聖マリアンナ医科大学の乳腺外科医の福田護教授を理事長（設立時）に、私が副理事長となり生活を支えることが必要だと考える医師、専門家によって設立いたしました。私は二〇〇〇年頃から海外でのがん患者さんの生活支援を見学したり、支援プログラムに参加して、それらを参考にしながら日本にふさわしい生活支援の方法を考えていましたところ、新百合ヶ丘にブレストケアセンターを開設する福田先生も同じ考えをおもちでしたので、海外の施設をご一緒に見学したりして生活のサポートの場所をつくることになりました。

当時、日本ではがんの罹患率は年ごとに高くなりすべての人にとってがんは、他人事ではなく、一人ひとりが支える側になったり、支えられる側に回ったりして、社会全体で支えあうことが必要なときを迎えていました。

また、がん患者の多くは治療中および治療後の暮らしに、大きな悩みを抱えていることが議論されるようにもなっていました。症状や副作用などの治療に関わるケアにとどまらず、食事や運動などの日常生活に必要なこと、さらに、経済的なことや仕事のことも含め、不安を抱え毎日を過している方々に「少しでも心地よい、自分らしい暮らし」が送れることができるよう、「治療と暮らしをつなぐ」情報の提供や具体的なサポートが急務となっていました。

「キャンサーリボンズ」という名称は、安心できる暮らしを送りたいと願うすべての患者さんと、がん医療やヘルスケアに携わる多くの専門家やがんの早期発見や予防に関する啓発活動に従事する人たちが活動を通してリボンで結ばれ、つながっていけたら、という思いが込められています。様々な立場の人々が、お互いに自分ができることを活かしながら、患者も家族も医療者も、そのすべての人が誰かを支え、誰かに支えられる……そんな、特定の人だけに負担のかかることのない新しい関係をつくり、よりよい「治療と生活」をすることを目標にしました。具体的な活動は、

①医療者や生活シーンごとに多くのその道の専門家の手によるプログラムを通して、患者さんがより自分らしく少しでも快適な生活を送れるようコンテンツをつくり、エビデンスに基づいたサービスや情報を提供する。

②各地にリボンズハウスを立ち上げ、がん患者の「治療と生活」をつなぐ、具体的な情報とケア体験を提供する場所をつくる。

③太陽の変り目である夏至の日（六月二十一日前後）を「がん支えあいの日」とし、がんになったことを人生の転機として前向きになれるような時とする。

このようなことを特徴としました。生活シーンはリボンズハウスの頭文字をとって表現しました。

生活シーンごとにプロジェクトチームができる

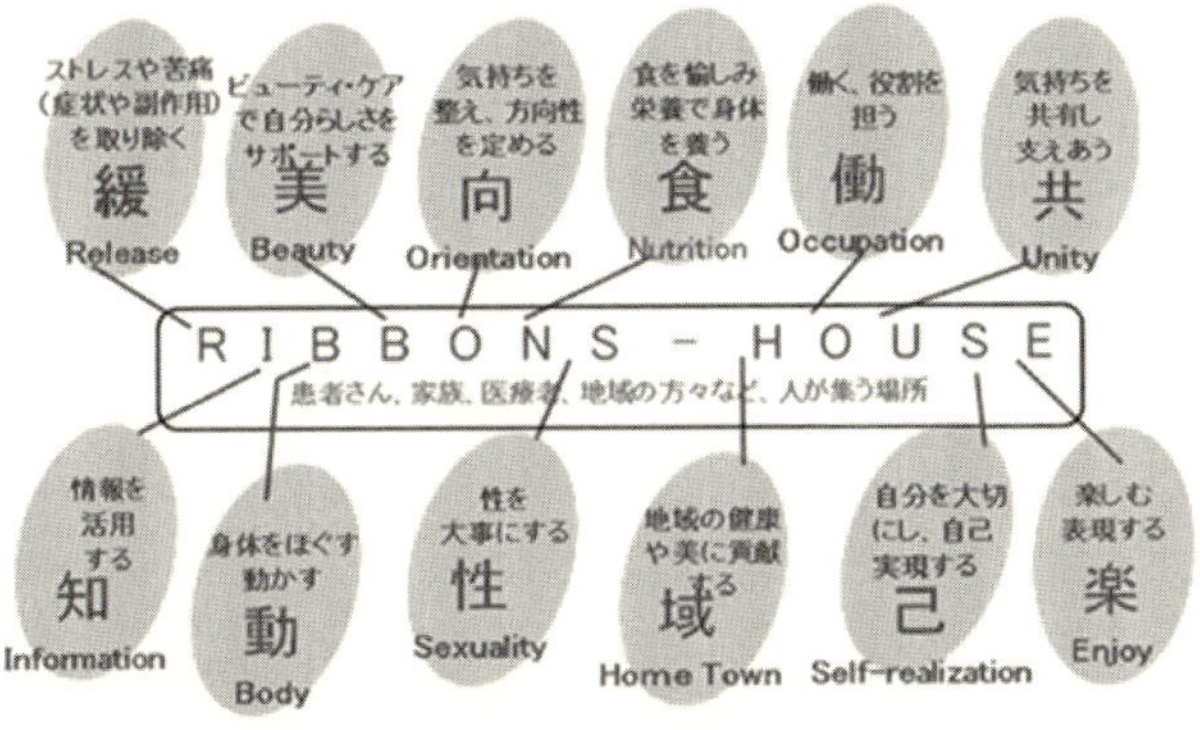

その中で、心はどの生活シーンにも深く関わっており特に大切に考え、その具体化がグループ・カウンセリングとなったわけです。

アメリカでは、専門のカウンセラーを中心としたグループ・カウンセリングが、がん治療の一環として定着していますが、日本では患者グループの話し合いの場はあっても、専門家が介入するグループ・カウンセリングは始まったばかりでした。その時期にメイヨー・クリニックでの腫瘍精神科医としてのキャリアと精神分析の手法に基づいて行われた、この丸田先生のカウンセリングは画期的な試みでした。

開催を告知した当時のチラシには、このカウンセリングに参加する対象者を、

•これからがん治療を始める、あるいは治療中・後で、不安な気持ちを抱えている人。
•身体の治療をスムーズに続けるためにも、心のケアをしたいと考えている人。
•がん治療にともなって、生き方や暮らし方などを選択していく上で、自分にとって何が大切なのかを見つけたい人。
•家族との関係、家庭での役割、仕事への復帰など、家庭人や社会人として気持ちを整えたい人。
•日本には数少ないサイコオンコロジスト（腫瘍精神科医）のカウンセリングを受けてみたい人。

としました。

リボンズハウス第一号となった「新百合リボンズハウス」（神奈川県川崎市麻生区万福寺6−7−2メディカルモリノビル1階）の中に、専用のカウンセリングルームをつくりました。そこは暖かい

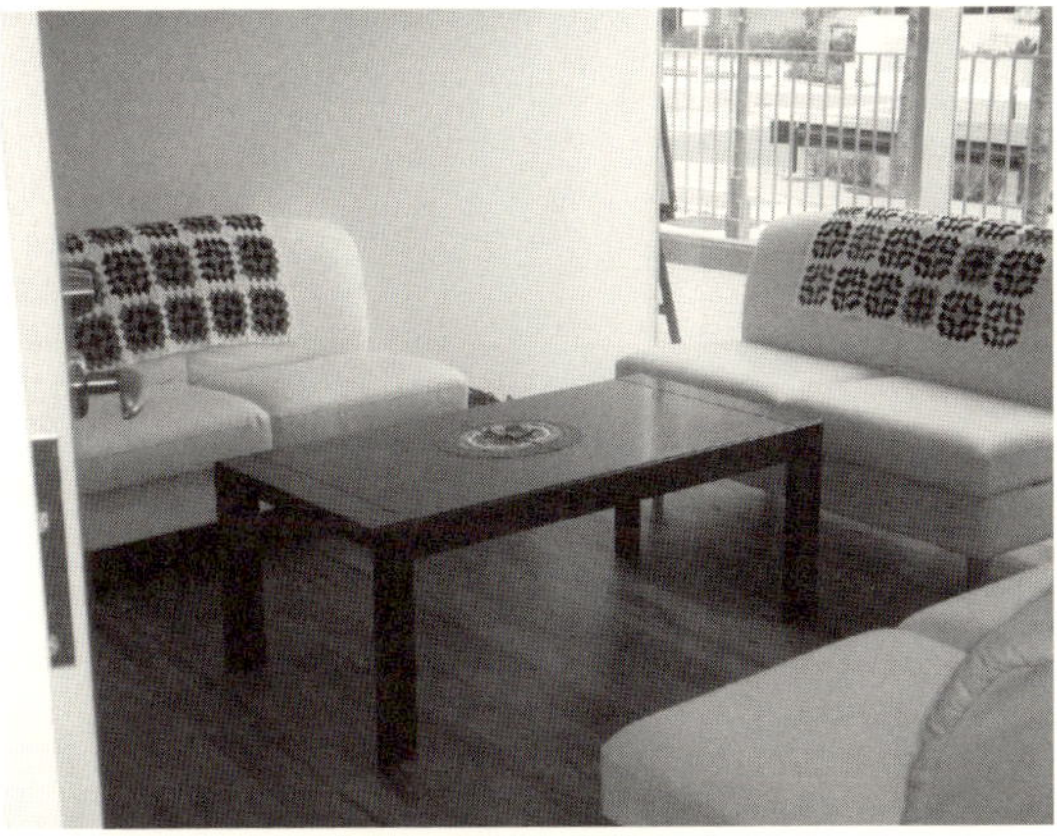

カウンセリングルーム

陽射が入り、隣の花屋さんのご好意で、いつも花が美しくながめられる部屋で、心地よいソファーなどの家具を備えスタートしました。

がんになると、誰しも心が揺れ動きます。病気や治療に対する恐れと共に、それまでは意識することのなかったさまざまな不安、不満が湧き上がることも少なくありません。そんながん患者さんを、新たな視点からサポートして新たな自己を発見し、幸福な生き方を実現するカウンセリング、自分にとっての幸福を発見するカウンセリングを目指しました。それまで順調にすすんできた人生が頓挫を余儀なくされ、それと同時に、それまではまったく意識することのなかった自らの生き方についても漠とした不安や不満が湧き上がる——がんという病気になると、そんな心の揺れに苦しむことが少なくありません。そんな心の葛藤、迷いを抱えたがん患者さんを対象にしたカウンセリングでした。原則的に連続四回のグループ・カウンセリングとし、進行役を担ってくださった丸田先生は、なごやかな雰囲気の中で進行してくださいました。

丸田先生のガイドのもとにグループ・カウンセリングが行われると、患者さんにとって「がんを抱えながら自分らしく生きるとは？」、「自分にとって少しでも心地よい生活とは？」を再発見するための気づきの場となりました。また、参加者同士の語り合いを通じて、患者さんは自分と治療、家族や生活、さらにがんとの関係を見直すことができました。

カウンセリングの意味・意義

先生がネーミングされた「対話的講義」（丸田・岡山）でグループ・カウンセリングの意味するところや意義について語られたことをまとめました。

他人の話を聞きながらこれが自分の生き方だと思えるように

患者さんが抱える課題は、その人固有のものであるように見えて、実は根底の部分では他の患者さんの課題にも共通することが少なくありません。ある人の問題を何人もの人たちが話し合うことで、さまざまな角度からその課題が掘り下げられ、克服のための方法が模索されます。その過程で対象になった人も、意見を出していた人も、自らの人生をより健全な視点から見直すことができます。

たとえば告知を受けても、かなり生命に危険があるようながん、比較的余命が長い乳がん等々、それぞれもつ意味合いは違うとしても、診断を受けたときのショックは、目の前にあった薄いカーテンが切り落とされて、その向こうに地獄を見たような感触で、それは、そう簡単に対処できるものではありません。でも、それはそれとして受け入れて自分で対処するしかありません。そのために何時間かかるのか、何日間なのか、何週間なのかは人によって異なります。家族が付き添っていて二〜三時間で対処できるかもしれないし、一人で告知を受け、ご主人にすら乳がんのことを伝えられない人であれば数週間悩むのかもしれません。その一つひとつがその人なりのやり方なので、これが正しいとか、こうするべきとか、こうあるべきとかあまり考えず、人の話を聞きながら、これが自分の生き方なのだと思うことが大切です。

共有することで問題の内容が変わることがある

私たちが抱えている問題というのは一人で悩んでいて自分だけで解決しなければならないものだと思っていると、大きくてとても乗り切れないようなものでありますが、それを話して共有することによって内容が変わってくるということが結構起こります。

なぜこの人が具体的にこんなことで悩んでいるのかということを誰かが聞いて共有できたとします。そうすると、「暗闇の中で川端に咲いている柳はお化けに見えた。でも、よく見たら柳だった」ということが起こり、同じものが全く怖くなくなるわけです。お化けだと思っているうちは怖くてたまらなかったものが、柳だと思えば全然怖くないと思えるところがあるかもしれません。

自分の中で破壊的で攻撃的な恐ろしいものに見えていたものが、共有されることによって、「ああそうなんだ、そういうことだよね」と、自分の中の恐怖を普通のことと捉えられる、そうなった途端に怖くなくなって、対処できるようになるでしょう。

内からの関わり・内からの変化

システムとは、その人に向かって教育的に外から働きかけるものだとすると、カウンセリングとは、あなたはどうしたいの？　どういうふうに思っているの？　こういう制度があるけれど、あなたはどう利用するの？　こういった変更も可能だよ、というような、内からの関わりと言えると思います。

実際には、そのような意味でのカウンセリングはそんなに数多く行われているわけではありません。グループワークショップなどで個人的な意見も聞いてそれに答えるというプロセスを広い意味でカウンセリングと呼んでいるわけですが、本来の意味でのカウンセリングを数人で行うという方向に向かって行きたいというのが、私たちの考えているグループ・カウンセリングだと思います。

思い込みは人それぞれで、時代に制限されたもの、家族によって決まったものなどさまざまだと思います。私たちはそういうものに直接手を出したり、引っ張り出したり手術的に入り込むことはできません。しかし、こちらがそれを探ろうとして手を広げたときに、向こうが「う～ん、何なのだろう」と思い、「あ、これだ」と思えるようなものに気づくこと、それがカウンセリングかなと思います。

ですから、ひとつのゴールが与えられているのではなくて、やはりカウンセラーとクライアントとの関係で決まってくるので。その点がワークショップとして方向が決まった上で行われることとは異なる感じがします。日本人は後者、システムが決まっていてそこへ入って考えるというのが結構上手だし、能率よくやれるというところがあるのかなとは思います。

その人のユニークなテーラーメイドの生き方をサポートする

私たちがあたかもわかったかのように、「あなたはこうだよね」というふうにお仕着せのことを言ってしまうのは、ある意味まずいところがあるかもしれません。

病気にしてもキャリア形成にしても若者の生き方にしても、昔のように筋書き通り、皆が同じようにやっていてはなかなか上手くいかない。そうなると個々のユニークなテーラーメイドの生き方や選択肢を考える、そのお手伝いをするということも考えなければならないのではないかと思います。

自分の意欲なり行動主体としてのエージェンシー、自分が自分で選んでやっているという意思をもてるかどうかというところが重要な課題になってくると思います。精神科の患者さんで、それも統合失調症とか躁うつ病とかではなく、いわゆる適応障害などと呼ばれるような患者さんで、そのエージェンシーを取り戻すために十年もかかる人もいます。しかし、このようなクライアントは、うまくいくとスポンと変わって、こちらに喜びを与えてくれることもあります。もちろん、そんなことをしなくてもいい人たちもいます。カウンセリングほどではなく、情報提供をするだけで変われる人たちもいます。上手にちょっと手を差し伸べるだけ、二時間とか三時間を掛けただけで、それこそ何百時間、何千時間に値するほどの変化を起こすような人たちがいるわけです。そういう人たちの層に手を差し伸べるということも重要なことだと思います。

目の前の人を本当に幸せにする

目の前の人を本当に幸せにするということがいちばん大事な目的なのですから、それを大切にカウンセリングしましょうということです。

このカウンセリングのゴールは何なのか。課題は病気のこと、仕事のこと、同僚のこと、上司のこと、家族のこと、夫のこと、お姑さんのことなどさまざまで、一人ひとり全く違うのですが。私たちの目指したいゴールは何なのか、一人ひとり幸せにする、状況にうまく適応していってほしいと思うのです。

カウンセリングを受けてそのときは何も思わなかったけれど、あることに遭遇したときに、あっこれがそうだったと気がついた、と言う人がいます。そういう意味でカウンセリングによって、その人が気持ちの整理がついた、気持ちのままに素直になれるということ自体が大切なのかなと思います。

右往左往しながら生きていく人間の苦しみを共有できるといい

カウンセリングや助けを求める場面では、相手は自分より教養があるから、地位が高いから、あるいは上の人だから、そこに答えがあるはずだと考えることが多くあります。そして求められた側は、期待に応えて何か答えを出さなければならないということになってしまいがちです。しかし、人生の問題なんていうのは答えのないことが多いのです。でもここで、「こんなことに答えがあるわけはないでしょう」と言ってしまってはおしまいです。

「でも……」、「やっぱり……」そう思いながら、悩みをもちつつ、右往左往しながら生きていくのが人間なのですから、グループで苦しみを共有できるといいのかなと思います。

座談会　カウンセリングによってどのように患者さんの心は変わったのか

丸田先生のグループ・カウンセリングを受けてから五年後の声を聞きました。

出席者のプロフィール

①カウンセリングを受けたときの年齢
②初発年齢
③家族構成
④カウンセリングを申込んだ理由

〈Sさん〉
①四十六歳

②四十六歳
③夫と十四歳の子ども
④当時治療中で、副作用のことなど、何となく不安があり、家庭人、社会人として気持ちを整えたいということから、腫瘍精神科医のカウンセリングを受けてみたいと思った。また、さまざまな情報がある中、心の整理をしていく上での助けを得られればと思って申込んだ。

〈Mさん〉
①四十四歳
②四十三歳
③夫との二人暮らし
④治療は一応終了。一年に数回定期的に通院している。仕事の関係上、他の患者さんの相談に乗りたいから。また、病気なった後の夫との関係や自分の仕事のことでの悩みを解決できたらと思い参加した。

〈Yさん〉
①四十八歳
②四十四歳

③夫と子ども一人
④乳がんが見つかったときは、初期との診断。手術。右全摘。細胞診の結果、二期と確定。その後、リュープリン注射二年間、タスオミン五年間のむ治療をした（抗がん剤はなし）。いまのところは再発なし。術後三年程経ち、術後の痛みを忘れるようになってきた頃、自分がこれだけ大きな病気をすることになったことを、しっかりと振り返り、次へ繋いでいきたいと思ったことが大きなきっかけ。

〈Hさん〉
①四十一歳
②四十一歳
③夫と二人暮らし
④人生の大きな転機となるタイミングで、乳がんと診断され、様々な選択、判断を迫られる状況に置かれ、頭と気持ちの整理をつけたいと思い、申込んだ。

カウンセリングを振り返って

Sさん　私にとっての幸せは何かを発見できました。がんになったことは不運でしたが、がんになって得られた夫や子どもたちとの関係は、何があっても手放したくありません。がんになっても、生き方を見直すことで幸福になれると確信しました。

生き方を変える——言葉にすると簡単だけれども、実際には、ことのほかむずかしい。でも、このグループ・カウンセリングでは誰にもある健康な部分、肯定的に生きる部分、素直な気持ちが回を追って広がり、一人ひとりの心の奥で、何かが起こっていることを実感しました。

とてもいい時間でした。カウンセリングに行ってなければ、いま自分はここにはいません。当時は娘が中学生で、母親の病気についてあまり訊いてこないし、夫もクールで、もっと心配してほしいと思っていたくらい。がんなんだからもっと聞いてよ、と思っていましたが、丸田先生から「一緒に暗くなられても困らない？」と言われてはっとしました。亡くなられたTさん（グループ・カウンセリングを受けていた人でのちに肺がんで亡くなられました）の存在が大きかったです。

話がとぎれて、みんなが困ると、Tさんが話してくれる。Tさんもこの時間をほんとに大事にしていました。誰もが無理をしてまで励ますでもなく、みんなが辛いものを抱えているわけだけれど、自分のことを引き受けてほしいわけではなく、悲しみを解決してほしいわけでもない。辛い話なのに楽しかった。辛さをもっていても何かいつも明るかった。最後に必ずハグしたり、手をつないだりスキンシップして別れました。

五年がんばればいいと思っていましたから、一年後に転移して、これで人生が終わりと思ったときに、カウンセリングのことを思い出していました。

今でも思い出す。今も元気。それが丸田先生への恩返しです。病気になる前の自分には戻りたくありません。病気になってみて、はじめていろんなことに感謝するようになったと思います。

Mさん　執着がなくなり、自分を大切にできるようになりました。私はグループ・カウンセリングを八回受けましたが、その二回目のとき、「どうしてグループで話し合う必要があるの？」と、丸田先生に問いかけました。そのときはまだ、一対一のカウンセリングとの違いがよくわかっていなかったのです。でも、回を重ねるうちに、グループで話し合う大切さが実感できるようになりました。

とにかく、自分の思っていることを人にぶつけてみる。そのことでその人との間に関わりをもつことができ、その人を、そして自分を深く知ることができるようになるんです。

そしてカウンセリングを続けているうちに、いろんな自分を発見できるようになりました。と同時に、ものの見方も変わってきました。ものごとに対してこだわりや執着がなくなり、無理をしないようになったのです。以前なら、きついことでも無理してこなしていたけれど、今はできないことはできない、と言えるようになりました。それだけ、自分を大切にできるようになったと思っています。

最近、母が亡くなりました。お世話になった看護師さんたちの言葉を聞きながら、丸田先生とのカウンセリングをずっと思い出していました。

「自分の経験を生かして誰かをサポートしたい」と言ったときに、「大事なことをやろうとして、みんなを癒すのは大変素晴らしいけれど、それはあなたが本当にやりたいこと？」って丸田先生に聞かれました。頼まれてはいないのに自分がじっとしていられないから、やっていることに気づきました。

求められたらやるということの大切さを教えられました。その後母の死のときに、それを自覚してやることと自覚しないでやることの違いを考えました。最期のとき、父を母と二人だけにする時間を最も多くとることを一番大事にしたいと思ったのは丸田先生の言葉を思い出したからです。父親のセルフケア力を生かそうと考えたのです。

丸田先生はいつも「答えはない」と言っていました。でも、いつも答えを出そうとする自分がいます。私は白黒はっきりさせるのが好きなのです。それが私自身を苦しめていました。

夫はグレーな人ですが、今は夫の灰色もいいと思うようになっています。

ケアはその過程を大事にし、人から施されるのではなく、自分にとって何が必要か、誰かを頼るのではなく、セルフケアが大事と学びました。そのために何をしたらいいのか、そのサポートを考えています。

Yさん　まもなく、術後十年になります。色彩心理の仕事は二十年ほど続けていて、がんが見つかったのは忙しい仕事の最中で、娘が五歳のときでした。

仕事をどうしよう、子どもをどうしよう、子どもにどう伝えるかというのが自分の中でのテーマでした。

全摘なので、お風呂に一緒に入ったときにどうしようなどと、がんになったことで、子どもといかに関わるかがテーマでした。結局、娘にすべて伝えたのですが、まだ五歳だったので、あまり言葉としての反応はありませんでした。

伝えてよかったのだろうかと悶々とした時期もありました。その三年後、がんになったときに幼い子どもにどう伝えるかというプログラムに出会うのですが、その一年前に丸田先生のグループ・カウンセリングに参加しました。

参加するまでの二年間は色彩心理、色彩セラピーといった言葉にできない感情を色で表現するという仕事をしていたのに、どうしたらよいだろう、答えは自分の中にあるはず、自分で答えを出さなければならないのに、なかなか答えにたどり着かない、と思うことがあり、丸田先生のグループ・カウンセリングに参加しました。

四回参加して、最初は答えを見つけなければならないと勢い込んでいましたが、丸田先生は答えを出すというよりは、「そうなの？」と穏やかに聞いてくださいました。

はじめは拍子抜けしました。でも時間が経つと、カウンセリングの後でいろいろと考えている自分に気がつきました。その経験が、現在の色彩心理の活動につながっています。

子どもたちの言葉にならない表現が創作の中に出てきます。高齢者でも寡黙な人が雄弁な表現をするということがあります。そんな折に必ず丸田先生のことを思い出します。答えを無理に出さなくても、語っていることをキャッチできるセンサーをもつことの大切さを感じています。

Hさん　がんと診断されてから七年が経ちました。ステージ1、手術二回、部分摘出で、その後の放射線治療をしていたときに、丸田先生のカウンセリングを受けました。

毎回とても疲れていましたが、新百合ヶ丘まで行きました。カウンセリングのあることをどうやって見つけたのか覚えていないのですが、インターネットでたまたま見つけたのかもしれません。私は東京生まれ、夫は外国人で日本に長く住んでいました。二人で東京に住んでいましたが、そろそろ海外に住みたいと考えて、ハワイに引っ越すことに決めました。母が問題を抱えてひとりでいましたから心配だったのですが、でも私も自分の人生を生きなければならないと思って、ハワイへの引っ越しを決めたら、とんとん拍子にハワイのことが前向きに進みました。

そんな中「私はこれを本当に実行してよいのだろうか」と思い始めました。母は精神的に弱く、私が物心ついた頃には、うつがこじれていました。その母をひとり置いて、自分だけの幸せのためにハワイへ行ってしまってよいのだろうかと迷いましたが、夫は前向きに進めていました。

どうすればよいのだろうかと迷っているときに、しこりを見つけました。「絶対違う、間違いなくそう」という思いが錯そうして、翌日病院へ行きました。検査をして結果が出るまで一週間ほどありました。「大丈夫ですよ」と言われると思っていたのに、結果が出て目の前が真っ暗になってしまいました。

診断されたその足で、四か所の病院を見に行き、ここがいいかなと思った病院に決め、そこで手術をしました。

診断後ハワイへ引っ越し、日本に戻って手術をして、その後の放射線治療も日本で受け、終わったらハワイへ行き、との繰り返しの生活を続けました。

その後の人生はどのように変わったか

Mさん　手術をしたのは七年前。かなり早期だったので、その後もけっこう元気にしています。外科手術と放射線治療を受けました。

その後、リボンズハウスで「がんの患者さん向けのカラーコーディネイト」、「病気でも元気に見えるカラーコーディネート」の講座をボランティアで始めました。もともと、空間コーディネーターをやっていて、色や香りを仕事に取り入れていました。

カウンセリング後、セルフケアが大事だと思い、その普及活動と合わせて、今はグリーフサポート（悲嘆ケア支援）の活動をしています。グリーフからの回復にセルフケアがとても大切ですので、同じ考え方で死別による悲しみだから特別ではなく、その場面でも自分で立ち直れるものをひとつでも得られるようにと、日頃からのセルフケアの普及と啓発に励んでいます。

その後、主に訪問系の介護職の方が対象の「介護職向けの看取りとグリーフケアのあり方」という調査研究を一年間やらせてもらいました。看取りをしたからといって、報酬が加算されるわけではないのですが、結局は、看取ることになります。しかし、どうしたらよいかわからない介護職の人がどれだけいるのか、その調査をしました。

それによると、「グリーフケア」という言葉を二割くらいの人しか、知らないことがわかりました。

しかし、遺族のケアに関しては、八割以上の人が絶対に必要と思っていました。その調査結果を踏まえて、その翌年度には、「介護職向けの看取りとグリーフケアの研修カリキュラム」の調査研究を行いました。

介護には精通していないけれど、介護現場へ行ってお話を聞いたり、在宅医療の先生のお話を伺ったりしています。

他に介護施設で、高齢者のためのリラクゼーション、レクリエーションの一環として五感を使った遊びの提案もしています。

Yさん　私自身、乳がんと確定する前から、その不安な気持ちや途方に暮れる気持ちを色彩で表現しつづけていました。そんな自己表現から自分で気づいたこともたくさんありましたが、その後、仕事でも多くの乳がん患者さんと関わるようになったとき、まだまだ自分の心の奥にあるネガティブな思いや、見えていない気持ちがあることが見えてきました。そこで、そんな自分の心をしっかりつかみ、整理する必要性を感じ、客観的に自分を見つめる機会として、丸田先生のカウンセリングを受けることを即決したのでした。

今、いちばん楽しいのは、二十年来の友人のイラストレーターたちと実施している、日本家屋での色彩ワークです。

がん患者さんに限らず、さまざまな方に癒しの素材、空間など五感から癒されるようなワークを始めています。来た人たちが、自然と癒しや心地よさを感じ、楽しいと思ってほしいという気持ちでやっています。

Sさん　術後七年が経過しました。手術した当時、娘は中三で受験生でした。先ほどから看取りの話が出ていますが、私もその頃六年間に四人の身内を次々と看取りました。そのことに子どもは痛手を感じたと思います。

その頃、娘が学校でいじめにあい、半年間にわたって娘と二人でひきこもっていたときで、中二になって何とか登校し始めた頃、私が病気になりました。

本当に参ってしまい、自分のことよりも、まず子どものことをどうしようかと考えました。一人っ子の娘ですが、今では就職が決まり忙しくしています。

ここまで来られるとは、その頃には夢にも思いませんでした。乳がんは三〜四センチで全摘出。術前の抗がん剤治療を半年間受けましたが、副作用の反応が強く、次から次へとほとんどの副作用が出ました。

幼い頃から身体が弱かったことも関係しているかもしれません。半年間の抗がん剤治療は身体がもちませんでした。本末転倒になってしまうということで、抗がん剤を中断して、緊急手術で全摘出しました。患部が大きく、リンパ腺も三分の二をとりましたが、さいわい腫瘍はリンパへはいっていなくて、ステージ2でした。

ほっとしたのもつかの間、一年後に肝臓に十センチの腫瘍がみつかり、そのときの方がショックでした。グループ・カウンセリングのおかげで何とかここまで来られたと思っていたのに、一巻の終わりと思いました。カテーテルを入れ、抗がん剤を直に流して七カ月。毎回入院。それを繰り返して腫瘍がなくなったと思いましたが、半年後に再発。最後は放射線に切り替え、やっと痕跡が残るという程度に消すことができました。

乳がんが見つかってから二年以上に渡る治療、ホルモン剤は飲んでいますが、大きな治療をやめてから四年経過しました。

二年経過すれば、放射線の効果が出たといえるとのことで、今は半年に一回の検査となりました。後になって、当時は余命二～三カ月だったと聞かされました。

そのとき聞かなくてよかった、生きる気力を出すどころか、夫と娘が困らないように身辺整理しかできなかったと思います。

もともと落ち込みやすい性格で、ちょっと何かあればすぐに落ち込んで、気持ちの浮き沈みが激しかったのが、丸田先生のカウンセリングのおかげで、ずいぶん救われました。カウンセリングがなければ生きてはいなかったと思います。

抗がん剤を受けつつカウンセリングを受けていたのですが、一回目は患者四人と丸田先生と岡山さんが参加。何かの話のときに、ふと全員が黙った瞬間がありました。しゃべらなくてはと思っても、言葉が選べなくて四人とも黙っていました。でもなぜか、この沈黙の中にいたい、黙っていることが不自然ではないと思ったことをはっきりと覚えています。

あれは何ともいえない心地よい時間でした。今は黙っていてもいい、「黙っていていいんだよ」と丸田先生が話されたような気がしました。黙っているのに、濃い時間だと感じました。穏やかに、きらっと光ることをおっしゃる丸田先生。クリーム色の壁と真っ白な色のソファ、陽光が入る良い空間を思い出すと、今は丸田先生はもういらっしゃらないのだと実感します。

Hさん　手術、治療は気持ちも身体も大変で、夫にもすごく心配をかけました。乳がんがわかったタイミングというのは、誰かが「自分のことを考えなさい、自分のことに気づきなさい」と言ってくれたのかなと思うようにしています。

それまでは結婚しなくてもいい、仕事をしてお給料をもらい、母の面倒をみながら生きていこう、という思いが強くありました。父は二十歳のときに亡くなりました。猛烈社員で私が物心ついたときから両親の仲が悪く、父の寿命を縮めたのもこの家族のせいかなと思っていました。それらの重圧を抱えながら母と共に生きて行こうと思っていました。

結局結婚をして、ハワイに引っ越しをするときに、母を日本に一人残してもよいのだろうかという負い目がありました。

無意識に人のことばかりを考える性格が子どもの頃からあり、乳がんになった原因はこれらのストレスもあったと思っています。今もいろいろと心配ですが、乳がんになってからは自分のことをはじめに考えようと思うようになりました。自分の中ではいい転機になったと思っています。

カウンセリングで印象に残ったこと

岡山　丸田先生はよくMさんに「人のことばかり考えなくてもいいよ」とおっしゃっていましたね。

Mさん　折り合いをつけるというのが口癖になっていた私に「何に折り合いをつけるの？」と丸田先生に聞かれました。

　四十歳くらいで結婚して、子どもができなかったこと、二人とも長い間独身だったので、他人と暮らすことに慣れておらず、いろいろなことに折り合いをつけなければ、と思っていました。

　結婚後、仕事を辞めましたが、すぐにうつ症状が出たので、仕事に復帰しました。病気をしなかったら、自分の身体と向き合うことをしなかったと思います。あのときに信号が出ていたのに、なぜ気がつかなかったのだろう、とセルフケアの考え方、大切さを思わずにいられません。

Sさん　何に折り合いをつけようとしていたのか、他の方もいろいろなことに折り合いをつけようと思っていたのではないでしょうか。

　夫がどんな言葉をかけてくれるのか？　とか、家族のこと、仕事のことなどをみながら折り合いをつけていたのかもしれません。

Yさん　三年前に夫が大腸がんになり、こんどは自分が患者家族の立場になりました。男の人でも気持ちが弱くなることを感じ、声掛けに悩みましたので、私のときに、夫も悩んだのではないのかと気づきました。今度は自分が試されていると思い、患者の家族として、考えるいい機会になりました。最近では笑い話になっていますが、当時五歳だった娘も今は中三になり「あの頃は病気と向き合い大変そうだったね」と言います。そういう話ができるようになったことは本当にうれしいことです。

自分の中で折り合いをつける、心を揺らしてほどいていく、裏を返せば、がんじがらめになっていた、ということだろうと思います。

岡山　丸田先生が「心が揺れてほどけていった。皆がいて、岡山さんがいてほどけていった、お互いがお互いの心を揺らしてほどけていった」とおっしゃっていた。

Yさん　患者会は時に、お互いの病気の話ばかりになることがある。それとは異なるこのカウンセリングの雰囲気がどれだけ大事かと思います。人との出会いも大事。

Sさん　「わかる、わかる」はわかっていない。自分は何でも友達に話して、百パーセントをわかってもらいたい性格でした。今思えば、その友達も「何かしてあげたい」と思って聞いてくれていたのでしょう。でも、重かった部分もあったのかなと思います。私もネガティブに考えて、常に後ろ向きだったと思います。丸田先生は「無理に前向きにならなくてもいい」とおっしゃったけれど。

岡山　それでも肯定的な部分を考えようと丸田先生はおっしゃっていました。自分が死んでも、頭の中のことを皆に伝えることができれば幸せというのが丸田先生の遺言でした。

Sさん　カウンセリングにかつらをして参加しました。かつらがあってよかった。かつらひとつ手に入れられない時代だったら、私は一歩も外に出られませんでした。そのことを丸田先生に言ったら、奥様が亡くなられたときと、隔世の感があるとおっしゃいました。

丸田先生の奥様はドクターで、他人にがんのことを言わない時代だったし、誰にも言わないようにと言われていたが、丸田先生としては近しい親戚の人に話したかったとお聞きしました。

その話をうかがって、自分に置き換えて考えてみると、誰にも話さないことはできないと思いました。


Hさん　ハワイに引っ越すかどうかの時期に、母のことが心にかかっていて、折り合いをつけなければならないと思い、信頼できる臨床心理士のカウンセリングに通いました。カウンセリングが自分にどのような効果をもたらしてくれるか、わからなかったけれど、専門家に相談するのがよいのかなと思ったのです。

それが結構よくて、基本的には話を聞いてくれるだけで、アドバイスをくれるわけではないのですが、「そうよね、大変よね」と言ってくれるだけで肩の荷が降りて、軽くなると感じる体験をしていました。

父が早く亡くなったこと、母がきちんと病院にかからないで何十年も経ってしまったのは、自分のせいではないかということが、私の心の中で重荷になっていました。そのことについて、臨床心理士に「ケアをしてあげなかったのはまわりの大人であって、あなたの責任ではない」と言ってもらえて、そのときにはじめて自分は子どもだったのだと気づいて合点が行き、話を聞いてもらえてよかったと思いました。

その経験があったので、乳がんになったときに専門家に話を聞いてもらいたいと思っていたところ、丸田先生のカウンセリングに出会いました。参加してよかったです。状況とか気持ちのわかる人に話を聞いてもらえてよかったと思います。

Kさん　自分が通っている病院の精神科にかかるというのとも全然違って、まったく別の場所へ行くというのもよかったと思います。

Sさん　子どもが学校に行けなかったときに、個別のカウンセリングを受けたとき、子どもよりも自分が救われるという経験をしています。基本的に話を聞いてもらい、話していくことが自分を整理していける、答をもらわなくても、こうしていけばよいと気づいていきました。

その経験があって、丸田先生のカウンセリングも、自分で見つけていく、人に聞いてもらいながら整理されていくと感じました。

Kさん　丸田先生と話していると、そのときに気づかなくても、後から気づくということもありました。

Sさん　誰かに話そうというとき、少しは整理をして話そうと思います。話しているうちに、「もう整理できているね」と言われたこともあります。自分が抗がん剤治療をこれから受けるという、不安がいっぱいのときにカウンセリングを受けたことが時期的にもちょうどよかったと思います。

仲間の人たちとは、その後も連絡をとってカウンセリング後も励まされ、カウンセリングの延長のような感じでした。カウンセリングに対して良いイメージを抱いていたので、毎回欠かさず参加したいと思っていました。丸田先生だけでなく他の人の話を聞くことも大切、かといって、黙っている時間も貴重でカウンセリングに依存していました。カウンセリングに寄りかかりながら生きていました。とにかく、カウンセリングが生活の柱となっていました。

Hさん　丸田先生のおっしゃった言葉はほとんど覚えていませんが、とにかく話を聞いてもらえて心地よかった、その感覚が忘れられません。そのことが丸田先生の存在意義だったのだろうと思っています。安心して話せる、聞いてもらえることの大切さがありました。私は基本的に悩みの相談はしないので、母のことは誰にも話したことがありませんでした。乳がんになったときは、友人に報告はしたけれど、辛いとかは言いませんでした。丸田先生には言ってもいいという気持ちで対峙して、いろいろなことを話しましたが、丸田先生が聞いて吸収してくれたと思います。

Mさん　結局は答えがほしい、理解してほしいのですが、丸田先生独特の空間の中で、言葉で話すことによって、自分で気づかないうちに、心の中でわかったという感覚があります。

岡山　丸田先生のカウンセリングを受けた人が集まると、丸田先生がいなくても何かが起こる感覚がいつもあります。それが丸田先生の遺したものなのかと思います。丸田先生はもういませんが、ここで何かが生まれるということが丸田先生が遺されたものなのでしょうか。

Kさん　答えがないからこそ考えていく、永遠に考える。言葉より大きい何か、言葉より魂。

Sさん　反芻、リプレイする。嫌な感じが全くない。嫌な感じがあれば、次にカウンセリングに行くことに躊躇しただろうと思います。

Kさん　なかなか得られない人間関係なので、丸田先生とカウンセリングを受けた人の関係性が不思議な感じでした。

将来に向かって

Mさん　セルフケアとグリーフサポートの啓発を続けていきたいと思います。グリーフサポートは、寄り添う気持ちがあれば、思いやりがあれば、グリーフケアマインドがあれば誰でもできることなのではないかと思っています。

オレンジリング（認知症サポーター）のように、グリーフケアマインドをもっていることを示して、誰もがサポートできるような活動を広げていきたいと思います。丸田先生のように、あなたのために時間を空けているからというアヴェイラブルな雰囲気を出せるかどうかわかりませんけれども……。

Yさん　乳がん患者のゴスペルの会に参加しています。辛そうな状況のとき、その人たちとどう付き合うか、どう対したらよいのかと悩むこともありました。そんなときにそばにいるという、アヴェイラブルな関係が、自分も心地よいし、相手も心地よい、あなたと共に今の時間があるという雰囲気が伝わることが大事かなと思います。

少しわがままも言えるという関係。子どもとの関係も同じで、特に話さないけれど、「待ち」の雰囲気を出せるのがいいのかなと思います。

Sさん　病気が治って、ハワイ旅行へ一カ月間、大学一年生の娘と二人で行くことができたのがうれしかった。今も、ホルモン剤を飲む以外の検査の予定を避けてハワイに行きます。

歩くことが大好きで、ワイキキを歩くことが大好きです。特に何かをできるわけではないし、体力の消耗も激しいので、自分のペースに合わせることを心掛け、声をかけていただいたときに応じられることが自分のペースと思います。

病気中のことなどを発表する場がいろいろあり、新聞に記事が載ることもあるのですが、匿名か実名か迷い、よくある名前だからいいと思い実名にして、名前と一緒に年齢もばれてしまい「しまった」と思ったこともありました。

マイペースで身体と折り合いをつけながら頼まれたことをしていきたいと思います。ほかの人から見ても、私がマイペースなのが心地よいのかもしれません。水くさい自己解決型の性分なので、人に相談はしない、でも人からの相談はよく聞く。そういうふうにしていけたらいいかなと思います。ハワイのブログを見るだけで忙しい毎日です。そして、実際にハワイに行くと体調がよくなるので、島全体がパワースポットなのだと感じます。

Hさん　心が疲れている人にハワイで元気になってほしいと思っています。空気感、香り、人を元気にする何かがハワイにはあります。手術後の時間を基本的にハワイで過ごしました。そこでは気持ちのもちようが変わって、日本では読めない病気の本を読んだりもできる、という経験をしたので、ハワイでは元気になることを信じて、皆にも元気になってほしいという思いを、実現させていきたいと思っています。

もうひとつは、病気の人の気持ちを少しでも理解できたらと思っています。私自身、家族の問題で悩んできました。誰にでも悩みはあり、何か悩みのある人の気持ちを少しでも軽くしたいと思って大学で心理学、特にグリーフケアを中心に学びました。人は誰でも生まれて死んでいく、必然的に死を受け入れなければならないという気持ちがあります。最近の愛犬の死も辛いのですが、そのようにして自分の死、周りの死を受け入れて対峙していかなければならないと思っています。

Yさん　なぜ自分が色彩心理の仕事をしているのだろうと考えます。祖父が商社マンだったのに、戯曲を書き残していて、その辺りにも自分のルーツがあるのではないか、それを探ることをライフワークにしたいことがひとつ。

もうひとつは、子どもと親の病気に関してですが、私が病気になったことで、娘も何かを抱えているのではないか、思春期に入った今も心に何か残しているものがあるのではないかと思っています。

同じような立場のお母さんたちと一緒に、ケアのプログラムを受けた子どもたちの同窓会を立ち上げました。子どもは親が病気になったということを抱えながら生きていくし、その言葉にできない感情を表出するために、カウンセリングなどの仕事とは異なり、自分ができることで、子どもたちが感情を発散できるようなことをしたいと思っています。

「ああ、うれしかった、楽しかった」と言ってもらえる場をつくりたい。時間、場所、待つことを自分の内にもっていたいと考えつつ、そんなことができればいいなと思います。

岡山　ご自身が自ら自分の中で対話をしながら答えを見つけていった、丸田先生というひとりの人がそうさせたのではなく、皆で心がほどけていった、という感覚を改めて強く感じました。

第五章　サイコセラピストとして患者の心をみる

森　さち子

グループ・カウンセリング——丸田先生の存在の意義

はじめに

がん患者さん向けのグループ・カウンセリングにおける丸田先生の関わりについて思いをめぐらしながら、かつて丸田先生が語られたエピソードが思い起こされました。それは、先生のご著書『間主観的感性』（岩崎学術出版社、二〇〇二、一〇二頁）にも記述されています。お若いときに、丸田先生が医療スタッフの一人として、グループ・カウンセリングに参加されたときの治療体験です。その印象深いお話をご講演で、かつて直接うかがったことがあります。

まず、そのエピソードをご紹介するところから始めたいと思います。

グループ・カウンセリングのエピソード

丸田先生が渡米してまもなく、メイヨー・クリニックで精神科医としてのトレーニングを受けておられた時のことです。それは外傷体験をもっていた参加者のひとり、リンダさんとの交流です。何回かのグループセッションを経て、あるときそのリンダさんに、先生が「Rinda……」と語りかけたとき、他の同僚スタッフ（コ・セラピスト）が、彼女は「Rinda ではなくて、Linda」であると訂正した、そのときに起こった交流です。丸田先生がRとLの発音を間違えていたことに、「失礼なことをした」と焦りを感じ、リンダさんに「ごめんなさい」と素直に謝り、そして「Linda……」と正しく発音して呼び直した時、その時のリンダさんの反応は思いがけないものでした。「私はこれまでみんなから Linda と呼ばれていた。でも Linda の私は、ずっと理解してもらえなかった。でも、ここであなたに理解してもらっている Rinda のほうがいい。これからも Rinda と呼んでほしい」と泣いて訴えたのでした。先生は発音が十分にできないでいた自身の恥ずかしさを吹き飛ばすかのようなリンダさんの涙の訴えに、はっとされたそうです。後に、リンダさんに変化が起こったとしたら、まさにこの交流が治療的作用をもたらしたのだろうと、先生は語っておられました。

その当時、丸田先生は、他のネイティブのスタッフのように積極的に言葉を発することに戸惑いをもちつつ、どちらかというと言語的な介入は控えて、グループのセッションに参加されていたようです。そうであればこそ、際立つのは、そこに存在し続けていた丸田先生の態度そのものでしょう。グループセッションに参加している時の、そうした言葉を越えた先生のあり方も、リンダさんをはじめ他のメンバーの体験に、治療的な心の通い合いを静かに生み出していたのだと想像されます。

大切にされていたグループ・カウンセリング

そして、それから三十年余りを経て、日本で、丸田先生がグループ・カウンセリングに治療者としてかかわられた体験をうかがうことができました。さらに本書の編集段階で、参加されたメンバーの方々が、その時間をどのように体験されていたかについて、岡山慶子さんを介して、知り得る貴重な機会をいただきました。

グループメンバーの方々の記述に触れて、お一人おひとりがご自分の体験を豊かに深く語る言葉をもっておられることに感動をおぼえました。それらの言葉は、それぞれの方の中に内在されていた体験が実感を伴って表に現れたからこそ、きらめきをもっているのだと思います。

グループ・カウンセリングのプロセスの中で、生き生きとした経験をなさったからこそ、こうしたフレッシュな言葉が生まれるのでしょう。また、その瞬間瞬間に感じられた思い、考え、感じ方が他のメンバーの心に届くことによって、情緒的な響き合いの中で、さらに、それぞれの心が豊かに開かれていったのだと思います。

そしてまさに、このメンバーだからこそ、そしてメンバーの心の動きを温かく見守り、その場に立ち合う丸田先生がいらしたからこそ、経験されたことでしょう。ずっと心をかけて耳を傾けている先生の存在は、たとえ言葉を発することがなくても、大きな意味をもっていたと思います。

丸田先生ご自身もこうしたグループ体験を大切に思われ、セッションが終わった後には、毎回、丁寧に記録を書いておられたと、うかがっています。

丸田先生の臨床をめぐる言葉化

丸田先生の存在が、どのような意味ある体験をもたらしていたかということを、クリアに言葉にすることは、難しいことです。

精神分析的臨床を行う専門家のスモールグループの研究会で、丸田先生はその貴重な体験をお話してくださいました。そこに私も参加し、参加者の発言を記録しておりました。その七年前の記録を振り返りながら、グループ・カウンセリングにおける丸田先生の存在意義について、言葉化を試みたいと思います。

なお、この言葉化という表現は、一般的には耳慣れないかもしれません。丸田先生が、創られた言葉といってよいでしょう。先生がライフワークとされていた間主観性に関する原書を訳出される過程で、生み出された言葉だからです。精神分析において重視されている、言語化という知的で客観的な意味合いよりも、言葉化には実感された体験が言葉になるプロセスを大切にするニュアンスがあります。ここでは、敢えてこの表現を用いたいと思います。

以下に、五つの観点に基づいて記します。

グループセッションの回数の設定

丸田先生が四回という区切りを設けられたこと、長過ぎない、その設定に意味があると思われる。個人の治療であれば、とくに精神分析的心理療法であれば、あらかじめ何回と決めることはなく、年単位で行われることが多い。終わりを明確に共有した上で出会い、共に限られた時間を過ごすことは、ある意味で凝縮された体験となる可能性がある。言い換えれば、グループ・カウンセリングが四回で終わるという時間設定があるからこそ、メンバーそれぞれがその時間的枠組みの中で、自己体験を深めていったことが想像される。ダイナミックな展開がその四回という限りある現実の中で集約されたのではないか。

気負いがないこと、そしてメンバーへの信頼感

「セッションの終わりに、専門家としてのまとめの言葉を伝えることはなかった」という丸田先生のスタンスにどのような意味があったのだろうか。治療者として参加すると、ついそのアイデンティティを確認するがごとく、治療者らしい言葉を伝えなくてはという思いに縛られやすい。また、それ

をしないと、そのセッションに締まりがなくなる、あるいはまとめを伝えないと、メンバーが物足りなく感じるのではないかと、気にかかることもある。そして何かを求められているのではないかと感じ、それに応じないとまずい、つまりやるべきことをやっていないという罪悪感を抱くかもしれない。しかし、丸田先生の終わり方には、含蓄がある。ゆるりとしたまま、次のセッションに続く。心がほどけていくプロセスを大事に抱え、不自然に結び直さず、再会に思いを託す。メンバーへの信頼感、治療者としての安定感が〝そのままである〟ことを可能にするのであろう。さらに、そうした余韻を残した終わり方が再会した時の豊かな経験にもつながるのではないかと思う。

また、丸田先生はグループ・カウンセリングを振り返って、「〜をしなければ！　と思って治療者がすることは、大敵である」と、おっしゃった。心の声に耳を傾けることを専門とする私たちにとって、いつも心に留めておきたいフレーズである。治療者が〝勇み足〟になっているときは、治療者自身の内的な弱点が動き出している可能性がある。それと共に、メンバーの潜在力を本当には信頼できないことの表れとも考えられる。

グループメンバーに、どこまでまかせるかをめぐって、治療者自身が不安を感じると、メンバー間の関係性にも影響が及び、グループ全体が萎縮したり、不安定になってしまう。メンバーへの〝まかせかた〟の程度は、治療者の安定した力量次第であると思われる。

グループダイナミクスの醍醐味

グループメンバーの方々の体験の質から、こうしたグループダイナミクスは、一対一の心理療法では到達できないものをもたらしていることがうかがわれる。いろいろなタイプの人が参加していることに、セラピーがその多様性を育みながら展開していく期待がふくらむ。そうした中で、グループセッションを重ね情緒的プロセスをたどりながら、内的な自己観察が深められていったことが新鮮に感じられる。

さらに、グループ・カウンセリングの外的・内的環境を支えている治療者が存在しなければ、そのようなグループならではの醍醐味は生まれないだろう。その意味でも丸田先生が四回の中でそれぞれのメンバーの抱いている思い、セラピーの終わり（ゴール）に向かう環境をどのように整えていくかをめぐる、こまやかな気づきの大切さが伝わってくる。

ほどよい距離感、バウンダリー感覚

旧グループに属していた人が新グループに参加しても、新旧両メンバーが違和感を持たずに参加していることに驚きを感じる。それはメンバー一人ひとりの力があるからである。そしてそこに居続ける丸田先生のバウンダリーのもちかたが実にほどよいからだと思われる。ここで用いるバウンダリーとは、人の心に侵入的にならず、心の境界への感受性が働いていることを意味する。そのように、親しみのある関係が築かれていても、それが馴れ馴れしさにならない、適度なバウンダリー感覚を丸田先生がもっておられるからこそ、メンバー全体が、新旧問わず、ほどよい情緒的距離で参加でき、心地よさを感じて参加できるのだと思われる。

治療者の言動、その背景

グループ体験が深まってゆく過程に何が作用しているか、何が起こっているかをめぐって、丸田先生は「とくに何もしていない」とおっしゃる。しかし、実は、治療者の一挙手一投足にメンバーは鋭敏であるからこそ、とりわけ、時折発せられる一言は、とてもインパクトがあると想像される。また、言語的なかかわりだけでなく、治療者自身の意識にのぼることなく自然に、あるいは思わず現れる治療者の言動がメンバーの心に響くことがある。とくに言葉を介することのない、ノンバーバルな姿勢は、当事者である治療者も気づいていないことが多い。そこに、治療者が経験してきた内的な歴史が色濃く反映されている可能性がある。

丸田先生の経験してこられたバックグラウンドは、非常に大きいと推察される。

そこで、丸田先生が公にされている丸田先生のご経験を二つ挙げてみたい。その一つは、丸田先生と私の共著『間主観性の軌跡』（岩崎学術出版社、二〇〇五）にも記したものである。以下に、私が執筆した文章をそのまま引用する（二一〇頁）。

二〇〇三年三月末の第十六回自己心理学セミナー：「間主観的感性」の中で、丸田先生が一つのエピソードを語られた。そのとき紹介された、ある八十代の老婦人の言葉に、筆者はたいへんな衝撃を受けた。

その老婦人の息子の奥さんが一人暮らしをしている義母を訪ねた折り、夫は自分の仕事に協力し家事を厭わずしてくれると報告し、義母に感謝の思いを伝えた。「よくできたやさしい男性に育ててくださった」と。

その時の母親の静かなつぶやきをそばにいた息子が耳にした。

『育てたんだか、育ったんだか』。

『育てたんだか、育ったんだか』……自分が母親として育てたのか、それとも息子がひとりでに育っていったのか……どちらともいえない……というこの表現のしかたに驚いた。そのどちらも同じくらいの重みで感じていて、どちらかに偏らないし、どちらも否定しない。

「私がここまで育て上げたのだ」とは言い切れない、いや、もしかしたらそんなふうに思いもしない、その感性と、子どもの主体性をどこまでも尊重する感性、そうした感性が自然に言葉になって現れたのだと思う。

この母親の感性は、患者に向ける治療者の感性にそのままつながる。

思い出すたびに、〝間主観的感性〟が、新鮮に実感されるエピソードである。

すごい母親だと思った。実は、その母親とは他でもない丸田俊彦先生のお母さまのことである。間主観性の世代間伝達であろうか。丸田先生の基本的な視点は、間主観性を理論の上で知る前から、お母さまのもつ感性を受け継いでいるのかもしれない。

間主観的な感性とは、相手の存在を自然な感覚で尊重し、自と他のバランス感覚をもって関係性を築けるキャパシティとも言い換えられる。その感性は、相手の中に潜在的にある健康な力の表出につながっていく。

もう一つは、本書でも丸田先生ご自身が語られている、ご病気になられた奥さまをケアされていたご経験である。乳がんが肺に転移し、思わしくない状態にある奥さまを、ご自宅でずっとケアされ、最期までおひとりで看取られた、そのご経験は、私たちの想像を超えたものとしか言いようがない。

＊＊＊

グループ・カウンセリングにおける丸田先生の存在意義をめぐって、五つの点からまとめましたが、この言葉化の試みは、限られた範囲に留まり、私の推測の域を出ません。そして明確には表現できませんが、経験的に感得されたことを背景にしてさらに洗練された丸田先生の感性と、現実のメンバーとの相互交流の中で感じられる情動が相俟って、丸田先生ならではの影響をグループプロセスにもたらしていると考えられます。すなわち、そうした丸田先生の内的な歴史が関係性の中に幾重にも織り込まれながら、メンバーの体験の多様性が自然な形でさらに引き出され、広がっていったと想像されます。丸田先生がメンバー一人ひとりの内的な歴史（意識化されることがないかもしれない体験の積み重ね）に思いを寄せ、瞬間瞬間に起こっていることを感じとり、受けとめておられるのだと思いまています。また、メンバー自身が使用した実際の言葉を用いて丸田先生から問いかけたり、伝えたりされていることにも、先生がそのメンバー個人の体験を尊重していることが表れています。

さいごに

グループ・カウンセリングの中で、深刻な病気を患うことによって敏感になりやすい、死の恐怖、不安が表立って現れなかったこと、そうした情動状態にグループメンバーが支配されなかったのは、丸田先生が奥さまをめぐる喪失体験を抱き、命をめぐる思いを深く感じながら、そこに存在していらしたからではないかと思います。

そしてグループ・カウンセリングを経験した方々が、丸田先生の存在感の余韻を現在も感じられながら、〝大切な人と共に生きている〟現実に、今、静かな喜びを感じています。

患者になること——人の心に敏感になる体験

はじめに

ある夏の日、私はガンを患っていることを知りました。その日からガン患者として、模索しながらの人生が始まりました。それまでに、私は大きな病気や怪我を経験したことがありませんでした。軽い症状のために患者となったとしても、長くても数日限り、多くの場合、クリニックで診ていただくときだけの患者でしかありませんでした。ですから、ガンと診断されて、化学療法をはじめとし、入院、手術、放射線治療を含めた年単位の患者になったのは、初めてでした。

二十五年以上、臨床心理士として、病院や相談施設などで患者さんやクライアントの心に耳を傾ける仕事をしていますが、自分が本格的に患者の立場となって過ごす生活は、今まで経験したことのない心の領域に足を踏み入れる日々となりました。

その中で、心に残っていることについて、とりわけ人との情緒的なつながりをめぐる体験を、ここに綴《つづ》りたいと思います。

診断を受けて

診断は、一人で受診した時に受けました。その直後、待合室で、家族に与えるダメージを最小限にするために、どのようにマイルドに報告するかということを、しきりに考えていました。別に暮らす両親にも、心配をかけすぎないようにするには、どのように伝えるのがよいだろうかということばかりを思い巡らしていました。また、仕事ができなくなったときに、さまざまな人に迷惑をかけることになるということがとても気がかりでした。自分自身が受けたショックがあったのは確かです。でもそのときは、周囲の人に及ぶ影響の方が大きく心を占めていました。

これは、精神分析的に考えれば、無意識の逃避的行動と言えるかもしれません。受け入れ難い現実に遭遇し、それをめぐる苦痛な体験を感じることを回避する行動です。そしてその代わりに他の人にかける心配や迷惑などで気持ちをいっぱいにするのです。精神力動的な言葉を用いるなら、無意識的に自分についての心配を、他の人への心配に換えてしまう、「置き換え」の防衛機制が働いていたともいえるかもしれません。

しかし一方では、自分は常に人とのつながりの中で生きているのだ……ということを、強く感じる局面だったと思います。

深刻な病名を聞かされたときに、どのようにそれを受けとめるかは、その人の性格やそれまでのさまざまな経験にもよるでしょう。私の場合は、そのようなことが自分の身に起こったことについて、「困ったことになった」という思いとともに、「なってもおかしくないかもしれない」という気持ちがありました。「そんなはずはない／何かのまちがえに違いない」という否定や抵抗感が生じるというよりも、むしろ、それまでの生活、生き方が思い起こされ、ある意味ではその事実はすんなりと受けとめていました。マゾヒスティックに「自業自得」とまでは、思いませんでしたが、いろいろな意味での心身の「無理」が祟《たた》ったのだなという気持ちでした。

それにしても、ガンは明らかに一部進んでいましたので、深刻な現実に直面したことを認めなくてはなりませんでした。どのような形であれ、それまで続けていた生活、生き方にピリオドを打つことを受け入れるのは、たいへんなことでした。

自分に向けられた親しい人々の思い

それまでに大切な方々をガンによって失っていたことから、そしてその苦しい闘病生活を知っていたことから、本格的に治療を受けるかどうか、すぐには決心がつきませんでした。治療によって心身に大きなダメージを受けて、それでも治らないなら、このまま自然体でいたい、治療を受けずに最期まで過ごしたいという気持ちが根強くありました。

ところが、「自分は自分だけのものではないのだ」ということを感じる体験が次々に起こりました。まずもっとも身近な関係で思い知りました。一緒に暮らす家族の次に姉に報告したのですが、その際、両親と暮らしていた姉に、様子をみながら、両親に私の病気のことを、まずは深刻ではないことを言い含めて伝えてほしいと頼みました。それに対する両親の反応を踏まえて、後日両親を訪問した際に私から伝えるという段取りを私の方では考えていました。でも、姉から両親に、なかなか伝えてもらえませんでした。後になってわかったことは、姉自身が私の病気を知って悲しみの中に入ってしまい、両親に伝えるために自分の心を整えることが難しかったということでした。そのことを知ったときに、私は驚きを感じました。私のことで、私より悲しんでいる存在がいるということを知り、今まで感じたことのない不思議な感覚になったのです。

それからまもなくして、家族、そして親しい友人たちの深い思いが私の心にそっと寄せられてきました。そこに共通していたのは「治療をしっかりと受けて、生きて」という心からのメッセージでした。私の存在を望んでくれている人たちの思いは、たいへんなパワーがありました。それは、厳しい治療を受ける決心を固める方向へと、私を向かわせてくれました。

ピュアな心

親しい人々から届いた心のこもったメッセージは、私の心に深くしみ入りました。普段の生活の中でとくに言葉にされることのない言葉が、こうしたことを契機に、直接伝えられてきたのです。私自身のその頃の気持ちを振り返ると、本格的な治療を受けるかどうかに迷いを感じていた時の本音は「どうでもいいかな」と、自分自身についてやや投げやりになっていたところもありました。そのような心の状態でしたが、周囲からの深い愛情に心を動かされる体験の中で、自分が存在し続けることを望んでいる人がいるということに、心が洗われるような気持ちになりました。これは、直感ですが、私が受けたパッション（熱き思い）は、生まれたばかりの赤ちゃんが家族から集中的に向けられる愛情に近いものではないかと思います。

周囲の愛情を一心に感じることは、私にとって衝撃的でした。今まで感じたことのないような体験が心の中に広がっていくにつれて、私の心はピュアになっていきました。そして「治療を受けて、治せるものなら治そう」、「できることをしていこう」という素直な気持ちになりました。

さらに真摯にかかわってくださる、気配りがゆきとどいた治療スタッフ――ドクター、看護師、薬剤師、受付の方々との出会いも、たいへん大きな支えでした。

少し気恥ずかしい感じもする「ピュア」という言葉を選びましたが、なんとなく当時をふりかえるとこの言葉のニュアンスがフィットします。何気ないやさしい態度や言葉に、すーっと心が満たされていく感覚は、私にとってまさに〝ピュア〟な体験でした。

主治医のアドバイスもいただき、仕事は休職にせずに細々と続けました。その間、本当に多くの方々に助けていただきました。

感謝の念が、今も限りなく、生じます。私に代わって、仕事をしてくださったたくさんの方々の優しさを思うと、今も胸が熱くなります。本当にお世話になりました。

そうした恵まれた職場環境において、心に残るさまざまな出来事を経験しました。その中から、今、浮かんでいるいくつかのエピソードを記したいと思います。

同僚の先生との心の通い合い

一つは、同僚の先生との交流です。診断を受けたのは、大学が夏休みに入る頃でした。夏休み中に、あるプロジェクトの関連で複数の教員と合宿をする予定になっていました。ところが、ちょうどその合宿の初日が化学療法第一日目とぶつかってしまいました。そのプロジェクトのリーダー的役割を担っておられたA先生に休むこととその理由を伝えました。

A先生はほっそりしたきれいな女性で、いつも柔和な笑みをたたえていて、私は、初めて会った時からずっと「天女のような人」というイメージを抱いていました。A先生は、その部位は異なりますが、数年前に、私と同じ病気（私よりずっと深刻な病状）を乗り越えた方でした。そのことをずっと知らずにいて、つい一、二年前に初めてご自身から聴いたのでした。その時、「天女のような人」と私がいつも感じていたことが腑に落ちました。それだけのたいへんな病気を乗り越えて今を生きているからこそ、A先生はこんなにおだやかにみなを受け入れ、やさしくほほえむ存在として、私の目に映るのだ……そのように感じたのでした。

さて、予定されていた合宿から一カ月後に開かれた大学の会議に、私は頑張って出席しました。その会議の直前に、とても心打たれる体験がありました。会議が始まる少し前に、すでに着席しているA先生の姿を見つけて、合宿キャンセルのことを、改めて謝ろうと近づいて行った時です。A先生は私に気がついて駆け寄ってこられました。そしてすごくやさしくハグして、「森先生に会ったら、涙が出ちゃう……」と、涙を浮かべました。そして、耳元でA先生は闘病中、他のたいへんな状況とも重なって、「ものすごく不安だった」と、語られました。耳元でA先生の話を聞いて、私も涙があふれました。「たいへんでしたね。よく頑張られましたね……これからいろいろ私に教えてくださいね」と伝えました……それは、ほんの短い時間でした。それからそれぞれの席に着いて会議が始まりました。

その後、私はこんなにやさしい、癒されるようなハグがあるのだと、そのときのことを何度も何度も想い出しては、慰められました。

「同病相憐れむ」ということわざがありますが、そのような言葉にはおさまらない、私の宝物と感じるような体験でした。

学生のさりげない配慮

もう一つは、学生との交流です。副作用の強い治療を受けていた頃、仕事は最小限に抑えていました。その限られた仕事の一つ、大学のゼミ（研究会）は閉じずに、できる限り続けていました。夏休みが終わり、秋学期のはじめのゼミで、学生たちには、病気のことを伝えました。彼らもそれを知った上でゼミに来ていました。治療状況によっては、教室に行っても、実際には彼らの研究発表について的確なアドバイスができない、発言さえもできないという状態もありました。ただ居るだけです。でも、毎週、彼らはなんの屈託も見せず、病気のことに触れることなく、いつも教室で楽しげに待っていてくれました。無邪気な彼らに、私は無力感や不安や疑念を感じることなく、むしろピュアな、その控えめなやさしさから、エネルギーをもらっていたと思います。

心に侵入してこないクライアント

そしてもう一つ継続していた仕事があります。それはクライアントとの面接でした。クライアントには、病名は伝えていませんでしたが、やむを得ず、治療のために休まなければならないことが生じるかもしれないと伝えてありました。クライアントによって、それに対する反応は違っていました。

たとえば、セラピストの病気について、まるで耳にしなかったようにいつもと変わらない態度で訪れるクライアントもいました。それはその人の否認（自分の心について何年もかかわっているセラピストを失うかもしれないという不安から、セラピストの病気を認め難いため、そうした現実をないことにする防衛機制）が働いていたためというより、その人のセラピストへの気遣いだったのではないかと今も思っています。

また、母親を一、二年前に病気で亡くしたクライアントは、自分の心の中で母親と重ねて、セラピストの病気を心配しつつ、深刻にとらえないように、心がけているように見えました。

このように、クライアントのそれまでの体験と性格が、さまざまな形になって表れていました。その中で共通に感じられていたことは、私が伝えたこと以上に、クライアントから私に問うことが一切なかったということでした。セラピストを失うかもしれない不安を感じつつ、セラピストの心に土足で踏み込むようなことをしないクライアントの「心」を、いつも感じていました。

心のどん底

やがて、激しい治療が終わり、体の痛みや抗がん剤の薬の服用によるいくつかの副作用を抱えつつ、少しずつ仕事を増やし、さらなる社会復帰に向けて、歩き出そうとしていました。その頃に、私はもっとも苦しい〝心のどん底〟に陥りました。

病気は治りかけ、あるいは治ったと思った頃が返って心理的に危うい状態でもあるとよく言われます。それは、「まさに、こういうことかな」と思いました。しかし頭で、そのことがわかっていても、心はそれで回復するものではありません。しばらく休んでいた学会関連の仕事に取りかかっている時、失いかけていた自信がますますなくなり、不安が強まり以前のように集中できず、暗闇でもがいているような状態に陥りました。心理臨床家としての自分のアイデンティティを確認するようなテーマへの取り組みであったからこそ、いっそう苦しかったのだと思います。それまでも堪え難い現実を経験したことはありましたが、病前は、なんとか現実適応を保つことができていました。しかし、今回のような状態は、これまでとは全く質の違うものでした。少し大げさですが、人生の中でももっとも危うい心の状態にあることを感じていました。これが、私における〝心のどん底〟の状態なのかなと思いました。根気強い家族（夫）に支えられ、少しずつその状態から脱していきました。その頃、しきりに大学生時代に観たゴーリキーの「どん底」のお芝居が思い出されました。当時、その登場人物たちに情緒的な距離を感じていた理由が、今頃になってようやくわかった気持ちでした。というのは、自分の中に、「どん底」の状態に共感する心のスペースが、その頃は欠けていたのだなと思ったからです。

苦しくて苦しくて、なかなかそこから這い出ることができないという体験の中で、私はクライアントの声に耳を傾ける自分のありように変化が生じたことを感じました。それまで、クライアントが語る無力感や、苦痛、どうにもならず前へ進めない気持ちの状態に、できる限り近づこうとその場に身を置いていたつもりでした。でも、自分がどうしようもなく苦しい体験を経験してから、クライアントの心の世界に触れると、今まで達することができなかったクライアントの気持ちにさらに近づいているような感覚をもちました。クライアントの一言一言が、心の奥深いところまで入ってくるのです。それは、クライアントの体験と私の体験が、どこかで共鳴するからなのだと思います。

ケア関係の逆転

「心のどん底」とつながることではないかと思いますが、二十五年余りお会いしているクライアントとの体験で、不思議な感覚をもちました。

そのクライアントが幼い頃から、お会いしていることも関係していると思いますが、治療困難なものを抱えつつ、日々を送っているその方の心を支える役割を長年続けていました（ずっと、そのつもりでいました）が、闘病で私自身、心身がたいへんな状態の時に、そのクライアントをいつものお部屋で迎え、五十分間過ごすと、とても心が落ち着き、ざわめいていた気持ちが閑かになることを何度となく経験しました。セラピストとしてクライアントに臨んでいるつもりが、いつのまにか、自分の方がケアしてもらっている存在になっていたのです。「どちらがクライアントかしら？」という体験は、とりわけ継続的に一貫した治療構造（何年も同じ曜日、同じ時間帯、同じお部屋、そして同じ態度）でお会いしていると、起こりうることかもしれません。とくに精神分析的な心理療法を行うセラピストは、自身のことをクライアントに伝えることを控え、受身的・中立的な姿勢でクライアントにお会いします。一方で、セラピストにもプライベートな生活があり、そこにさまざまな悩みもあり、対処しなければならない問題を抱えています。それを脇に置いて、クライアントに向かい合う態勢を整えるのですが、人間ですから、完璧にそれができるかどうか、わかりません。実は、セラピストの思いとは裏腹にクライアントの方がセラピストを気遣って、言葉を選んで伝えてこられたりしている可能性があります。そのようなクライアントの配慮に、気づかないままに過ごしてしまうことも多々あるでしょう。ところが、心が弱くなっていると、それだけ人の所作に敏感になります。だからこそ、「自分の方が逆にケアしてもらっているようだ」ということが感じられるのかもしれません。強靭な心、安定した心をもっていると、もしかしたら、そうしたクライアントの心遣いに気づきにくいかもしれません。

ドクター体験

患者としてドクターと出会った体験をめぐって、とりわけ忘れがたい二つのエピソードをご紹介したいと思います。

苦手なドクター

　十年以上前から、検診でお世話になっているB先生に、いつものように次回の検診はまた一年後にと言われていました。でも、この数年は、とくに気が進まず、先送りがちに検診の予約を入れていました。そしてとうとう、B先生の検診の予約を入れることを辞めてしまいました。なぜかというのは、自分の中ではっきりわかっていました。

　B先生の最後となった検診時、それまでうすうす感じていたB先生の心もちが今まで以上にはっきり伝わってきて、いやになったからでした。B先生に言われた時期より遅れて予約を取って検診に行ったときのことです。先生は、検査中、何度も何度も「大丈夫かな、大丈夫かな」と繰り返していました。その押しつけるような繰り返しの言葉に、私は先生の意図をこんなふうに読み取りました。

「私が言ったことを守らず、検診を遅らせたのはあなたなのだから、その間にもし何か悪いものが見つかったとしても、私には責任はない。あなたのせいですからね」……そのように伝わってきました。その時の検査はクリアしましたが、それをもって、B先生のところに行くことを辞めました。もし、悪いものが見つかったとしたら、検診を延ばした、患者である私に非があるのは確かです。その時、私が先生に責任を取るように迫るかどうか、わかりません。たぶん、自分が悪かったと思うのではないかと思います。いずれにしても、そのように自己防衛的になっている先生をもうこれ以上見たくなかったのです。おそらくストレートに「こちらで伝えた時期にちゃんと検診を受けなければ、何かあっても手遅れになってしまいますよ」と言ってくださったら、受けとり方は異なったと思います。「大丈夫かな」と、優しい言葉を発しつつ、奥には自分の身を守ることに徹しているB先生の姿に嫌気がさしてしまったのです。

患者はドクターの心をそれぞれに感じとり、それが、おそらく相性がよい、そりが合わないなどの感覚となってゆくのでしょう。

C先生の情動調律

母が市の検診を受けた際、紹介された病院に付き添っていく機会がありました。そのとき、母に対応しているC先生の率直で真摯な態度に惹かれ、それ以来、私もC先生に診ていただくことにしました。そのC先生のもとで、ガンの治療も受けることになりました。そのC先生の医師としての態度、そこに表れるC先生の人となりに感じ入ることはたくさんありますが、C先生との言葉を越えた忘れられない体験の一つをここで言葉にしたいと思います。

手術台に上がったときのことです。全身麻酔を受けて、意識がなくなる直前のほんの一、二分間のできごとでした。スタッフがきびきびと動くのが感じられました。手術が始まろうとするときの独特の雰囲気の中で、固い手術台の上で看護師が私の手術着の紐を解き始めたとき、私の緊張は頂点に達しました。そのとき、いつのまにかベッドサイドにいらしていたC先生が、すっと私の右手を取ってやさしく握られました。その握る力のほどよさになんともいえない安心感が広がりました。もしそれよりも強い力を感じたら、私の緊張感は増したかもしれません。またそれよりも弱い力であったら、心もとない不安が生まれたかもしれません。先生の力は、私の強い緊張感をはね返そうとするものではなく、そのまま受けとめてくださっていたと思います。それがどれほどの安寧感をもたらしたか、言葉では言い尽くせません。安心して私は、眠りに落ちていきました。

私が臨床において、クライアントとの相互交流において大切にしている情動調律（相手の感じている情動状態を感じ取り、それをそのまま受けとめ、その同じ状態をなんらかの形にして伝えること）をC先生はいとも自然になさっていました。その感動は、いつまでも続いています。

おわりに

「患者の心は、誰がみるのか」……患者に関わる人、全てがみていると言えるでしょう。ただしどんなふうに「みる」のかは、それぞれの体験の歴史によって、異なるでしょう。患者の心をどのように読み取り、どのようにそれを受けとめ、そしてどのように応答するかは、人によって異なります。そこで生まれるかかわりあい、関係性は、みる人、みられる人の組み合わせによって、さらにさまざまなものになるでしょう。

それを踏まえた上で、私が「患者」になって感じたことは、「患者」は、医療スタッフのみならず、周囲の人の心にとても敏感であるということです。言い換えれば、心身のセンサーが研ぎ澄まされているということです。病気を患い、〝患者〟になってから、まさに周囲の人の心を鋭敏に感じ取っていた自分がいたことを実感します。また一方では、体の状態が徐々に安定してくると、その鋭敏さは鈍麻してきて、その分、自分の心がゆったりしてくることを感じます。

「患者の心は、治療スタッフ皆がみている」と同時に、患者も、周囲の人の心を感受性豊かに、しかも傷つきやすさを伴って、「しっかりとみている」ことを、患者の一人として感じています。

あとがき

丸田先生に、その人生を織り交ぜながら「優しさ」や「寂しさ」についてお話を伺う時がありました。先生は「優しくありたいと思う。優しいと言われるとうれしいけれど、そう言われると相手が気をつかって、優しいと言ってくれているのではないかと考えてしまう」、「ひとりひとりは孤独かもしれない。けれども寂しさは時を経て豊かな関係をもたらすことがある」等と語られました。折々の言葉は私の心にしみ、大切に記憶にとどめたいと書き留めていました。私だけのものにしないで、いつかまとめてみたいとお話した時に「僕も読むのを楽しみにしているよ」とおっしゃっていました。

先生が亡くなられ、「私がいなくなれば、自分の頭の中にあるものはすべて消えてしまうが、それらを人に伝えれば、その人たちの中に残る。自分がまだ、できることがあるのを幸福に感じる」とおっしゃったことの一端でもできればとまとめにとりかかりました。ここに至るまでに三年の月日が経ってしまいました。けれども、三人の編著者がそれぞれの立場から患者のこころをみることについてまとめることのできたこの三年間は大切で必要な時間でした。

この本の出版にあたりたくさんの方にお礼を申し上げなければなりません。何よりもこの本の出版をこころよくご了承くださった丸田先生のご姉妹の宮北智さん、天野順さんに感謝申し上げます。N

ＰＯ法人キャンサーリボンズの最初の理事長でグループカウンセリングの実施にもご尽力くださった聖マリアンナ医科大学附属研究所ブレスト&イメージング先端医療センター附属クリニック所長の福田護先生に格別のお礼を申し上げます。当時カウンセリングのスタッフとして準備をしてくれた高島元子さんありがとうございました。座談会に出席してグループカウンセリングについてお話くださった四名の方々と再会でき、心地よい時間をすごすことができました。

出版を後押ししてくださった廣瀬瑞穂さんはじめＮＰＯ法人キャンサーリボンズの皆様、企画の段階から根気よく進行を見守ってくださった斉藤弘子さん、奥山澄枝さん、元岩崎学術出版社の小寺美都子さん、三年前からの約束を果たし素敵な表紙にしてくださった画家・山口千里さんと協力者・小森佳代子さん、ありがとうございます。丸田先生を敬愛されていた岩崎学術出版社の長谷川純さんのお力を得て出版することができることも特別の思いがいたします。

そして最後に支えて下さったすべての皆様へ感謝をいたします。

がんの体験者の方へのインタビューや対談をする中で「今まで一番足りないと思ったこと」、「これから大切なこと」について尋ねています。治療方法や支援の制度などたくさんのことに助けられたけれど、見えにくい心のサポートはまだまだ足りないと返ってくることが多くあります。この本を読んでくださった方々がどんな立場であれ〈共にいる幸せ〉を感じ合えることができればこれに勝る喜びはありません。

編著者を代表して　岡山慶子

日本乳癌学会理事長
日本外科学会理事
日本癌治療学会代議員
日本外科系連合学会フェロー
American Society of Clinical Oncology（ASCO）会員
日本乳房オンコプラスティックサージャリー学会理事長
日本医学会評議員
NPO法人キャンサーリボンズ理事長

［主な著書］

「乳がんの遺伝学的検査：デヴィータ がんの分子生物学第2版」（共訳，メディカル・サイエンス・インターナショナル）
「遺伝性腫瘍症候群，What's New in Oncology がん治療エッセンシャルガイド」（共著，南山堂）
「遺伝性乳がん・卵巣がんの基礎と臨床」（篠原出版新社）
「くわしく知りたい乳がん治療の最前線：きょうの健康」（日本放送出版協会）
「乳がん　正しい治療がわかる」（法研）

森さち子（もり　さちこ）

1991年　慶應義塾大学社会学修士課程修了
1993年　慶應義塾大学医学部精神・神経科学教室助教
2008年　学術博士（慶應義塾大学）
2009年　慶應義塾大学総合政策学部准教授
同大学医学部精神・神経科学教室兼担准教授
現　在　慶應義塾大学総合政策学部教授
同大学医学部精神・神経科学教室兼担教授
放送大学客員教授
サイコセラピー・プロセス研究所副所長
臨床心理士
日本精神分析学会認定心理療法士・スーパーバイザー
日本園芸療法学会理事

［主な著書・訳書］

「症例でたどる子どもの心理療法」（金剛出版）
「かかわり合いの心理臨床」（誠信書房）
「間主観性の軌跡」（共著，岩崎学術出版社）
「乳児研究から大人の精神療法へ」（共訳，岩崎学術出版社）
「改訂版 心理カウンセリング序説」（共著，放送大学教育振興会）
「改訂版 精神分析とユング心理学」（共著，放送大学教育振興会）
「子どもの心理臨床シリーズ」〔マーゴット・サンダーランド著〕（第1～9巻絵本訳，誠信書房）
「関わることのリスク」〔クリス・ジェニキー著〕（翻訳監修，誠信書房）

編著者略歴

岡山慶子（おかやま　けいこ）

1967年３月　金城学院大学文学部社会学科卒業

1967年４月　株式会社朝日広告社入社。調査部門にてメディアの特性分析や読者の心理などを研究

1986年　株式会社朝日エルを設立，代表取締役社長に就任。保健・医療・福祉・女性支援などをテーマに社会貢献とビジネスの融合を図る

2000年　米国ミシガンにあるアクイナス大学のサステイナブルビジネスコースと提携し，持続可能な社会を担うマーケティング活動を会社の方針とする

2006～2014年　共立女子短期大学社会心理学教室　非常勤講師

現　在　株式会社朝日エル会長

NPO 法人キャンサーリボンズ，NPO 法人【仕事と子育て】カウンセリングセンター各副理事長

認定 NPO 法人乳房健康研究会，NPO 法人日本持続発展教育 (ESD) 推進フォーラム各理事

一般社団法人ニュートリション推進会議こどもの健康づくり委員会ほかの理事・評議員をつとめる

［主な著書』

「ゆりかごからゆりかごへ入門」（共著，日本経済新聞社）

「野菜の食べ方・選び方」（共著，彩流社）

「女たちのすごいマーケティング 13 の法則」（中経出版）

「ワークライフバランス」（共著，朝日新書）

「 サステイナブルなものづくり 」（監修，人間と歴史社）

「やさしさの暴走」（教文館）

「ピンクリボン咲いた！認知率 95%のひみつ」（共著，ブックエンド）

「乳がんの人のための日常レシピ」（共著，ブックエンド）などがある。

中村清吾（なかむら　せいご）

東京生まれ

1982年　千葉大学医学部卒業後，聖路加国際病院外科にて研修

1993年　同病院情報システム室長兼任

1997年　M.D. アンダーソンがんセンターほかにて研修

2005年　同病院ブレストセンター長 (初代)・乳腺外科部長

2006年　聖路加看護大学 臨床教授兼務，日本赤十字看護大学 非常勤講師

2010年　昭和大学医学部外科学講座乳腺外科部門 教授，昭和大学病院ブレストセンター長，臨床遺伝医療センター長兼務

2014年　徳島大学客員教授

2016年　天津医科大学客員教授

［所属学会・資格・役職など］

日本外科学会指導医，同専門医

日本乳癌学会乳腺指導医・同専門医

丸田俊彦（まるた　としひこ）

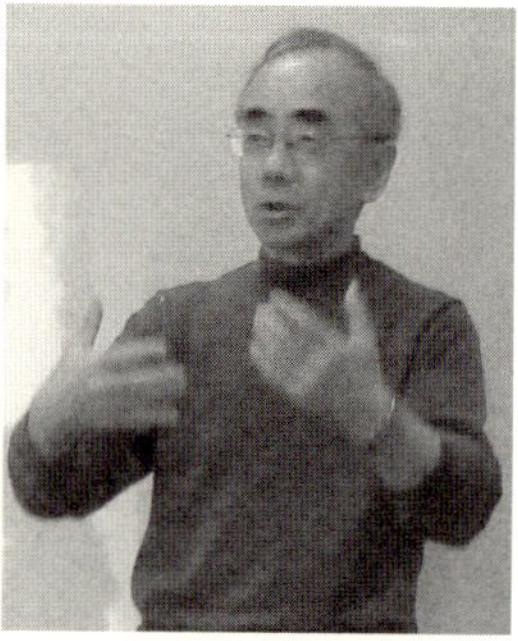

1946年　長野県須坂市に生まれる
1971年　慶應義塾大学医学部卒業
1976年　メイヨ·クリニック精神科レジデント終了
1977年　メイヨ·クリニック精神科コンサルタント
1979年　メイヨ医学部精神科助教授
1980年　米国精神科専門医試験官
1982年　メイヨ医学部精神科準教授
1986年　メイヨ医学部精神科教授
1993年　慶應義塾大学医学部精神神経科客員教授
2004年　放送大学客員教授
2004年　メイヨ·クリニック医科大学精神科名誉教授
2005年　東京大学大学院人文社会系研究科客員教授
2008年　サイコセラピー・プロセス研究所（IPP）所長
専　攻　精神医学
著訳書　「短期力動精神療法」（共訳，岩崎学術出版社）
「サイコセラピー練習帳――グレーテルの宝捜し」
「サイコセラピー練習帳Ⅱ―― Dr. M への手紙」
「コフート理論とその周辺」
「理論により技法はどう変わるか」
「間主観的感性――現代精神分析の最先端」
「間主観性の軌跡」（共著）
（以上，岩崎学術出版社）
「乳児の対人世界」（スターン著）
「間主観的アプローチ臨床入門」（バースキー他著）
「乳児研究から大人の精神療法へ」（ビービー他著）
（以上，監訳，岩崎学術出版社）
「間主観的アプローチ」（ストロロウ著）
「間主観的な治療の進め方」（オレンジ他著）
「解釈を越えて」（ボストン変化プロセス研究会著）
（以上，訳，岩崎学術出版社）
「痛みの心理学」（中央公論社）
その他研究論文多数

患者の心を誰がみるのか
―がん患者に寄り添いつづけた精神科医・丸田俊彦の言葉―
ISBN978-4-7533-1132-3

編著者
岡山慶子
中村清吾
森さち子

2018年3月4日　第1刷発行

印刷・製本　(株)太平印刷社

発行所　(株)岩崎学術出版社　〒101-0052 東京都千代田区神田小川町2-6-12
発行者　杉田 啓三
電話 03(5577)6817　FAX 03(5577)6837